赤脚功

曾培杰 ◎ 著

U0225836

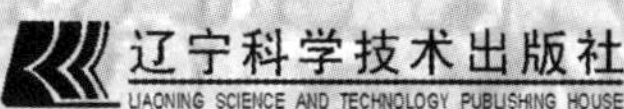
辽宁科学技术出版社
LIAONING SCIENCE AND TECHNOLOGY PUBLISHING HOUSE

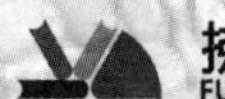
拂石医典
FU SHI MEDBOOK

图书在版编目（CIP）数据

赤脚功 / 曾培杰著．— 沈阳：辽宁科学技术出版社，2024.5
ISBN 978-7-5591-3575-9

Ⅰ．①赤…　Ⅱ．①曾…　Ⅲ．①中医疗法　Ⅳ．① R242

中国国家版本馆 CIP 数据核字（2024）第 095657 号

出版发行：辽宁科学技术出版社
北京拂石医典图书有限公司
地址：北京海淀区车公庄西路华通大厦 B 座 15 层
联系电话：010-57262361/024-23284376
E-mail：fushimedbook@163.com
印 刷 者：河北环京美印刷有限公司
经 销 者：各地新华书店

幅面尺寸：170mm×240mm
字　　数：110 千字　　印　　张：9.5
出版时间：2024 年 5 月第 1 版　　印刷时间：2024 年 5 月第 1 次印刷

责任编辑：李俊卿　陈　颖　　责任校对：梁晓洁
封面设计：潇　潇　　封面制作：潇　潇
版式设计：天地鹏博　　责任印制：丁　艾

如有质量问题，请速与印务部联系　　联系电话：010-57262361

定　　价：58.00 元

缘 起

我是中国广东粤东地区五经富镇客家人，太爷昭和公曾为地主家长工，由于力大能砌石头，人又不贪，十分老实肯干，为东家喜爱。太爷八十七岁还打赤脚，他年轻时有一个壮举，因为第二天要参加乡人的丧礼，他前天晚上就把两亩地的红薯垅全部盘好，不停不歇，打赤脚，一个人干了三个人的工作量，人称大力顾（古）。

我爷爷是个瓦匠，在瓦窑里头能够烧制出闻名五经富的瓦片，自家祖宅（茂和堂）的瓦片，至今已六十年，仍然非常坚固。爷爷晚年种松于山脚，常年打赤脚，八十五岁时，一条锄头还用得锃亮，并且讲“只要我锄头亮，我身体就棒。”锄头壮筋骨，汗水疗病疾！我少时就知此道理！

我出生于 1985 年，20 世纪 90 年代读小学，时常打赤脚在溪边摸鱼，人晒得黝黑，当时大家都认为要午休，我却觉得午休就是在浪费时间，只要打上赤脚，在乡间小路上跑，体力就源源不断。在我的记忆中，从没有“疲劳”一词！后来读到县重点中学——河婆中学，数学成绩在全班也常数一数二，全拜精力旺盛所赐！

当时，很多人都穿布鞋，而我高中三年记忆中都是赤脚穿拖鞋。大家认为赤脚好像清贫，可我自己却体验到另外一番境界，只要读书背诵做题，紧张烦恼、压力大时，一打赤脚在操场上走，利用砂石按摩脚底，当天就松解了。当时我尚未学中医，不知脚底有一身穴位反射区！

等到我上大学时，发现城市的生活节奏快，学业压力也不小，功课多，中医有大量的汤头歌诀要背，英语过级，考研准备，临床实习，等等，不少学子读书读得压力大、睡不着觉，面生疮，上虚火，甚至过劳咳嗽，还有颈酸腰痛。我发现，这些情况我都没有。难道是祖上天生给的好基因？

原来，是因为我将这种赤脚的习惯带到了大学，带进了白云山。我发现每周学习压力无论多大，只要赤脚去白云山背泉水，回来后就将烦恼抛到九霄云外了。所以我赤脚是一种享受，不是贫穷年代没钱的无奈，它是对付学业、身体，城市压力大的一种解压方法。用中医解释，叫“天人合一”。

再后来我跟创涛一起写作，每年要出十本书，压力更是大的不得了。时常每天写 6000 ～ 8000 字，写到连饭点都忘了。写作产生的巨大压力来自于动心、动脑、动嘴巴以及动眼睛，码字爬格子的活不是一般人能长时坚持的！

我们发现，消化这些压力最好的方法居然不是吃逍遥散，也不是去放假旅游，更不是去打游戏、追网剧转移注意力，而是把两只鞋一脱，赤脚沿着黄土地的路，晒着暖洋洋的太阳，大步地走一两个小时，全身松解，龙精虎猛，笑容满面。

走的时候两脚底是痛的，而睡觉的时候，即使是冬天，两只脚都是滚烫的、火辣辣发热的。想不到要解决问题不是要去找很多灵药，而是将鞋子脱掉。因为没有一个行业比爬格子、码字、写文案、创作这个行业更消耗脑力了。

我们尝试各种解压之法，最后发现当属赤脚功为第一。后来我的脚皮已经练到可以在原始山林之中肆无忌惮地穿行，任荆棘、尖石穿脚都无动

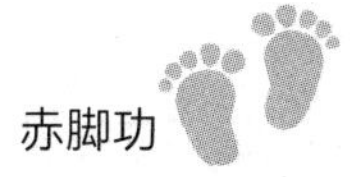

于衷。我每年保持通畅的身体跟旺盛精力，还写了大量中医普及书籍被读者点赞、追捧，这里面最大的功劳就是赤脚功。

我曾经尝试一段时间没练赤脚功，发现那种心旷神怡、神清气爽之感会减少。而一旦重新练上，灵感、敏锐、喜乐之感又重新回来了。

因此，我是几十年赤脚功的切身受益者、践行者。在 2012 年任之堂求学时，我跟余师就常赤脚爬武当山，爬牛头山。2014 年，我们在龙山隐居写作时，将赤脚功教给前来求医、求学的人，那些失眠、胃痛、脚气、腰酸颈僵的患者，都因练赤脚功而得到治疗。还有一些结石、囊肿、鸡眼、肌瘤以及痤疮的患者，都是练了几个月赤脚功体内的肿块“走”得无影无踪。

当时我们认为赤脚功只对少数人有效，案例还不够丰富，因此不急于一时集结出书。余师讲过，用十年时间出一本能流芳百世的书，比一年出十本书却让人忘记更重要。所以我就继续沉淀。

之后在刘屋桥讲学的三年，我每天都推行赤脚功。我是赤脚铺石头、锄地，赤脚爬山，赤脚在农场种菜，带动了一批又一批赤脚行者。几乎所有人都说，练习赤脚功以后，人更轻松舒适，睡眠更好，吃饭更香，病痛更少了。

但很多人因为三个原因没有坚持：第一，怕痛。赤脚踩在砂石上是会痛的。第二，怕脏。他们认为土地有很多细菌，会弄脏了身体。第三，怕被人笑话。赤脚会让人觉得不礼貌、性格独特，周围人会有异样的眼光。这三个原因居然让赤脚功这么好的功法淹没了。

如果某项锻炼方法真的有利于人类的身心，提高生命质量，即使脏点苦点儿，脸皮面子拉下来，又有何妨？所以赤脚功，普及容易坚持难，知道容易行道难，这是知易行难的一项功法。行之苟有恒，久久必芬芳。

后来我开始讲解《轻松学经络》《轻松学穴位》，写“穴道”这方面的书。还有在知足堂请“神手”刘志宏来教足底反射疗法，大家才知道一双脚有那么多穴位的奥妙。因此，我在理论上对赤脚功的作用更是深信不疑。

所以那些舍下面子，不怕脏、不怕痛的赤脚行者，绝大部分都会脱胎换骨，活出另一份生命的精彩。

我这里有一些案例。五年口腔溃疡的患者，练习一个月赤脚功全好了。三年胃痛的，练三个月赤脚功好了。长久失眠的，当天练赤脚功，当天入睡深沉，坚持练，失眠痊愈了。高血压患者，一练赤脚功，呼吸深沉，压力更解，降压药少吃了一半，头晕全好了。我们对赤脚功有助于减少药量这种现象是深信不疑的，这种自然疗法可以减少患者对药物的依赖。

更神奇的是，一位癫痫患者练赤脚功，癫痫再没发作过。对一些奇难怪病，赤脚功也有使之症状减轻的作用。因此我们在网络微信平台大力推广，收到一波又一波读者身体践行赤脚功后的良好疗效反馈。

后来随着义诊深入民间，我们陆续找到了很多志同道合的人，以下是真实案例。石印村一位一百零三岁的寿者，还坚持徒步、看报纸。他是赤脚功的受益者，他还特意铺了一条小石头路，带七八十岁的老人去小石头路上赤脚按摩。有一批老人，深受其益，念念不忘，纷纷跟我讲：“新叔公功德无量。我们关节痛就是打赤脚走好的。”更惊喜的是，低坪村有位九十六岁老人赤脚挑粪水，浇菜练生，吃嘛嘛香。人问他养生功法，就一句话：“朝暮赤脚，欢容喜笑”。

更有二村一老兵，八十多岁，挑一百斤担子，来回数里地都没有换肩，赤脚功从未间断过，真是年老犹有壮容。一般人不知道他的养生之秘，可在田里，你看到他打赤脚，你就知道，百姓日用而不知。

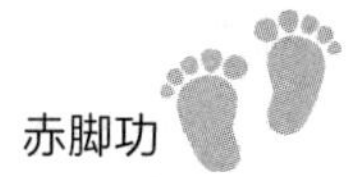

“若要身体好，赤脚满地跑。”这是一句被严重低估了价值的俗谚，中医这种说法叫“若人向老，下元先亏”。这是叶天士讲的，下元就是下半身，下半身亏的表现是什么？尿频、脚冷、不喜欢走路，腿沉重，抓地没力。打赤脚对这些现象都有好处。赤脚能明显摩擦生热，会使五脏安和！符合张仲景《伤寒论》所讲：“若人五脏元真通畅，人即安和！”

甚至道家祖师爷传下一句口诀：“蒙师教我一段功，气从脚底往上冲！”而赤脚后，最明显的体验是脚下热浪上冲！

我们观察到在动物世界里，那些生命力强的动物，要么爪力强悍，要么咬肌丰隆有劲，要么腿有劲、弹跳力强。总之，后劲是生命力的体现，根基不牢，地动山摇。人的根基就在腰脚，道家叫“握固”，若手上、脚下、牙齿都能够固摄，这是精充神旺的体现。

树木死亡不是因为树身长了瘤子，而是它的根系不能进一步抓地，继而不能往上输送力量、营养。这些自然现象以及身边的道理，都一致地指向养生要养足。养足可以泡脚，可以薰脚，可以按脚，这些方法都没有赤脚简单易行，因为这些方法都要借助外物或他人，而赤脚，你只要有意识，自己就可以做到。

经过这么多年的临证，我们教会了不少患者，把赤脚当医嘱，也收获到患者病情转好的好消息，甚至在龙江公园铺了赤脚石头台。许多村民走习惯以后，觉得每天都得走一走，走了睡眠就比没走时要好。要知道，吃补不如睡补啊。

因此赤脚是一项非常重要、但价值被严重低估的养生方法。重要的话要讲三遍，以后我还会不断重复。赤脚坚持练习一百天后，你会对这项功法产生一种敬意跟感激。这种体验在很多时候用文字去描述都是比较苍白的。

后来我又凭借赤脚功，让几例辗转数十处医疗机构都束手无策的患者康复了，比如肾炎、肝炎、抑郁、肺部肿瘤等，这些案例以及赤脚的一些走法细节，我会在后面的章节一一描述。

当然，大家对赤脚要有正信，不要迷信，也不要失信。这种赤脚的功法，它就不像一般的赤脚走路。为什么书名要定为《赤脚功》？加一个功字，它体现了一种正式、系统，还要重视更多细节。当然还有功夫，功在不舍，还有时间的沉淀，它是一种专注力久恒的训练，达到气沉丹田、呼吸深沉、大气一转、病气渐散的效果。

我经过这几十年地看到、听闻以及临证，还有自身的体验，是时候凝练出一部赤脚功的著作，让更多的人甚至远在天边的人都能了解这种天人合一、自立、自强不息并且简单易行又安全有效的自然疗法。

后面的章节我将以文学小说的形式去讲述一个又一个的赤脚案例。有些重症患者康复了，因患者有隐私权，不能直接用真名字，便用化名。还有一些从内蒙古、山东、江西、上海、北京等地方的患者寄来信、发来邮件，讲到自己多年练赤脚功后身体改善的例子，我也一一收集，以飨读者。

总之，这部《赤脚功》对全人类寿康回归自然、天人合一都有巨大的好处，也算是尽我们中医对国家卫生事业的一点点绵薄推动之力，望大众不要小视、浅视这微技小术。桌角不平，一个小木块就可以让它安定。人体五脏六腑不调和，一种自然疗法就能让人更加舒服，我们不能拒绝这种接地气又高尚的疗法。

目 录

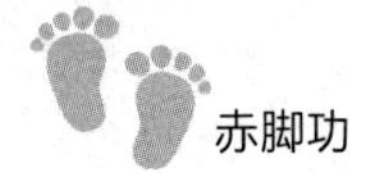

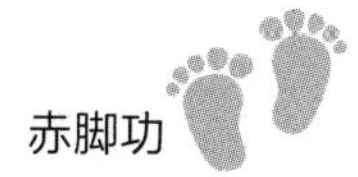

01 ▶仙人足脚印

一百年前，中国五经富绿树繁茂，山灵水秀，鱼灵鸟精，当时还没有建龙颈水库，水库边的上车村人世代在这里打渔，五经富有条河叫龙江，直接通海。每次大雨后，几十上百种鱼从下游往上游游去，在龙颈水库口有几个上古遗迹，叫“仙人足迹印”，从高空上看，它像仙人从天而降，在巨石上留下大脚印。后人传说这是赤脚大仙留下的仙迹！

村民们对这片仙人足脚印都感到很神奇。曾经一度有传闻，有不孕不育的患者，沿着仙人足脚印打赤脚不断地走，便怀孕了。

在中国神话传说中，女娲的母亲华胥氏四十五岁还没有生育，有一天她在雷泽湖发现湖边巨石周围有巨大的脚印，她就好奇地打赤脚在上面踩，结果，就生下了伏羲、女娲，开辟了中华民族的历史。这是最早的有关赤脚的神话传说。

究竟打赤脚接地气对人身体有哪些好处和作用？它对那些身体疾患是不是有莫大的好处？

五经富有个叫曾三明的青年人，他来到仙人足脚印的地方观察思考，想从中得到一些灵感。因为他的恩师——曾一行用赤脚功改变了他，使他脱胎换骨，更是大利了地方村民和迷途患者！

02 ▶曾一行与曾三明

五经富是曾姓聚居的大镇，有数万曾氏，他们共同崇拜曾子为始祖。曾子是继承孔孟之道、四书五经的集大成者。曾三明从小就对四书五经非常熟悉，因为每当曾氏家庙举行庙会，那些长者就会搬出四书五经来诵读，从而告诉每一代的年轻人，要读好书，才能受人尊敬，成为有用的人才。

曾三明有个老师，就是曾氏的长老，叫曾一行，名字取自曾子行一贯之道——忠恕。

曾一行是个神奇的人物，他精通四书五经，却留在家乡的曾氏家庙里教书，教孩子识文断字，教青年穷理通辩。

曾一行有一个奇怪的行为，他经常在山间田野赤足而行，不了解的人认为这老者节俭地连一双鞋都省了。曾一行从来也不去解释，人不知而不愠，不亦君子乎？

曾三明从小就患鼻炎、头痛，每个月都要吃药，直到父亲将他送到五经私塾，即曾氏家庙的追远堂。曾三明一到追远堂就喜欢上这里的古色古香气氛，跟着一群孩子玩伴，天天朗读着《三字经》《百家姓》《千字文》,《龙文鞭影》《幼学琼林》，也跟着曾一行老师打赤脚、踏青，不到一个月，困扰儿时多年的鼻炎、头痛就再也没有复发过。

从此，曾三明喜欢上了曾氏家庙追远堂，喜欢上了五经书院，更喜欢上了老师这种打赤脚的运动方式。由于自己的身体因打赤脚而发生脱胎换骨的变化，奠定了曾三明后来成为赤脚功接班人、弘扬赤脚功的基础。

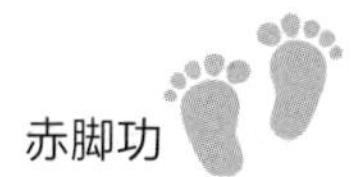

03 ▶空谷幽兰

芝兰生于幽谷，不以无人而不芳！君子修道立德，不谓穷困而改节。

曾三明在“仙人足迹”脚印前陷入了深深的回忆，自己的老师，一生践行赤脚功，留下了太多太多的传奇。只是当时媒体不发达，互联网未兴起，再加上老师一贯像空谷幽兰那样，低调惯了，即使帮到了许多困逆中的人群，一行老师也从来没有自恃功高，自矜己德。他像兰花那样，整个空谷都是香气，但兰花却不说那香气属于自己。

正如鸭母湖一例流鼻血的孩子，流鼻血严重的时候，连续请假一个月都不能上学。父母说：“既然上不了学，那就去曾氏家庙跟一行老先生踏青游玩，也胜过在家里虚度光阴。”

一行老先生只带着这个小孩赤脚走了七天，孩子流鼻血的毛病就好了，直到长大都没有再发作过。

这么神奇的赤脚功，曾一行从来也没有拿来让人夸赞，也没有向人推销，只是有求于他的人，他就用自己的方式去传帮带。带好了，他也当作鱼儿游过池塘，大雁飞过空中，不再去思考那些精彩的瞬间。

可是老师这么多年带好了千千万万个患者，曾三明一一看在眼里，雁过留声，人过留名。他想要利用文笔跟新媒体为老师一生对人类健康、中华文化传承做的贡献留下印记。

04 ▶跺脚金刚腿

一日之计在于晨！

五经书院是传承曾子道统、诵读儒家经典的地方，曾一行老师每天早上，天蒙蒙亮就会在私塾里教孩子唱诵：

人之初，性本善。性相近，习相远。

苟不教，性乃迁。教之道，贵以专。

昔孟母，择邻处。子不学，断机杼。

窦燕山，有义方。教五子，名俱扬。

养不教，父之过。教不严，师之惰。

由于经年累月这样教，村里许多孩子的父亲甚至爷爷都曾经是曾一行的学生整个家族对老塾师都十分尊重！

在五经私塾都有这样的不成文规矩：早上无论谁来这里学，都要背够一百个字才可以走，背不够，老师会陪在这里跟你一起饿肚子，不回家吃饭。这叫“百字业”。

在私塾里有这样一个孩子，他就是不开窍，到了十岁，脑子还只有五岁孩子的智商，话都讲不完整。一个愚痴的孩子是一个家族的心病，父母急得像热锅上的蚂蚁。

可是，多年的求医已经让他们灰心丧气，最后他们放弃了往外求，就把孩子送到五经私塾，想通过私塾老师的教导来改变智商！

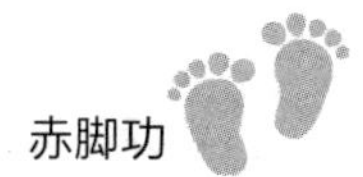

刚来时，所有孩子都笑这个大个子，人大讲话却结结巴巴，老师点名也糊糊涂涂，好像没睡醒一样。这时曾一行老师训斥大家说："凡是人，皆须爱。天同覆，地同载。"大家就没有再瞧不起这大个子了。

曾一行老师的方法很简单，对于家里都放弃的孩子，他就按照圣贤的方法，闻鸡起舞，清晨读书，只不过曾一行没有教孩子们舞剑，他教孩子们练跺脚金刚腿。

因为曾一行早年去过少林寺，曾经跟着少林寺的方丈师父练习铁腿功，方丈师父只传给曾一行一句口诀"捷足先登"。一个人只要有敏捷的双脚，他做任何事情都容易成功。所以少林寺的十二路弹腿以及金刚三腿，还有跺脚金刚腿都是不传之秘。

一行觉得十二路弹腿太复杂了练不过来，金刚招数的三招还有点多，就跟着方丈学了一招跺脚金刚腿。执于一，万事毕！曾一行知晓百招通不如一招精！方丈师父跟他讲："什么时候地板上跺个坑，你就可以下山出师了。"

曾一行用三年跺了一个坑，把多年的腰背痛都跺好了，记性也跺好了，耳目也跺聪明了。

关于这段少林寺拜师的经历，曾一行相当低调，从不对人轻易讲说。酒逢知己饮，诗向会人吟。直到这位大个子楞头来到五经私塾，曾一行就开始教他跺脚，一下，两下，三下……，学堂早上发出"咚咚"的声音。

三个月后，楞头会讲话了，怯生生的楞头变勇敢了。楞头的父母提着大礼小礼来到五经私塾致谢，那种感激地流泪甚至双膝下跪的场景，一直都留在曾三明的脑海里。

从此家乡流传着这样一个说法，教不会、治不服的娃子，一定要送到老私塾去，老先生总有办法。孩子的命运造化，会在师父的手中发生惊天覆地的变化。师哉师哉，童子之眼目也！

后来，大家眼中憨憨的楞头，长大后居然变成机敏勇敢的大老板。

05 ▶小儿麻痹症

弟子规，圣人训。首孝悌，次谨信。

泛爱众，而亲仁。有余力，则学文。

父母呼，应勿缓。父母命，行勿懒。

父母教，须敬听。父母责，须顺承。

冬则温，夏则清。晨则省，昏则定。

孩童们不单读诵传统蒙学，还跟着一行老师学习对联、书法以及红白喜事的回书写贴等传统的礼仪。每每村里发生一些大事情，都会请一行去做文书。一行先生自己忙不过来，就带着拔尖的学生一起去做，然后给孩子们一些零钱，使孩子们知道，读书有值，识字被请。凭着手中一支笔可以赚得钱财百千贯。

丹桂有根，独长诗书门第；

黄金无种，偏生积善人家。

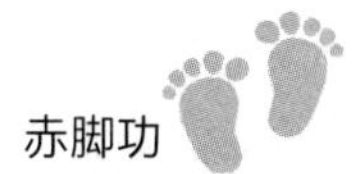

在韩村有一个患小儿麻痹的孩子，他侥幸逃出了死神的魔掌，却没有逃出病魔的掌心，走路一瘸一拐。家人准备为他办个残疾证，领取国家补贴。村里长者也纷纷给他出意见，让他学一技之长，比如理发，或者其他技术。早学艺，早谋生，才能早解脱。

正当抉择不下时，孩子父母到私塾去请老先生，老先生说："八字还没一撇，急什么？现在才十多岁，还大有可为。"从此，这个外号叫"长短"的小儿麻痹患者，便开始跟老先生学习写字，并跟老先生练点功夫。

老先生天天教他在学堂门口的大石头上面跺脚。刚开始，长短他站都站不稳，经常被同学们笑，老先生见了，就会当场训大家："奸巧语，秽污词，市井气，切戒之。"这种相互讥笑，瞧不起弱小的行为就是市井气。

然后老先生又跟长短说："《中庸》讲，人一能之，己百之；人十能之，己千之。果能此道矣，虽愚必明，虽柔必强。"长短知道老师顾着自己，因此也特别卖力地练习。

原本他的脚一大一小、腿一长一短，经过一年的赤脚、跺脚，由小声练到大声，由一天三百下练到一天一千下，最后练到一天三千下，大汗淋漓、湿透衣服都在所不惜。

所谓功夫不负有心人，三年下来，大家已经看不出长短曾经是个小儿麻痹者。

长短曾经走路一高一低，曾经沮丧、灰心丧气，这个破茧化蝶的案例是曾三明亲眼所见，他没看到一行师父拿什么药给孩子吃，也没看到一行师父跟孩子讲什么道理，就是天天背"三百千"，再跺脚三千下，跺到累了就休息，后来三千下从头跺到尾，一个累字都没喊，跺完后还神采奕奕，声音洪亮，自信昂扬。

十里八乡的人对五经书院都无比的尊重。山不在高，有仙则灵。在这个古旧的祠堂里头，曾一行老私塾师成为大家人生中遇到难关的一处求教净土。

06 ▶功在不舍

有人认为，赤脚功就是光着脚丫子到处走，这只能叫作赤脚，不能称之为赤脚功。功就有功夫，有练功、功在不舍的意思，有坚持的意味在里面，有连绵不断的力量。正如古语言："工夫到，滞塞通。"滞涩不通乃功夫未到。

一行带着三明出外赤脚踏青，现在三明的脚在尖锐的石头上走，也觉得很自然，长期的锻炼，他早就有了一双坚韧的脚皮。

当师徒二人路过西山村时，一位叫小年的快递员开着车停下来，叫住师徒二人，当场给一行先生叩谢。原来小年二十多岁，却每天晚上睡不着，白天不精神，工作做不好，生活质量也不高，心情坏到了极点。连续被几个老板炒了鱿鱼，最后做快递员，开车都撞到电线杆上。正所谓神不守舍，祸乱不止！

一行先生建议小伙子到山脚下去赤脚，必须走到浑身疲倦，回到家里就睡觉，天天就赤脚走。由刚开始脚碰到沙都痛，后来翻山越岭也如履平地。

坚持练习赤脚功几个月，小年发现，以前是睡不着，现在是呼呼大睡，叫不醒，睡得太好了。以前心情差到像一潭死水，现在心情欢快，如同泉

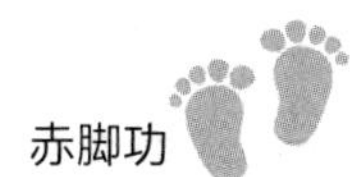

水叮当响，现在不单从事快递工作，而且还做到部门经理。

他激动得泪流满面，对老先生说："一行老师，您让我脱胎换骨，您是我的再生父母，您一辈子的大恩大德，我永远不能忘记。我没练赤脚功前，连想死的心都有了，我坚持了几个月，现在风里来雨里去，刀山火海我都敢闯。我现在不单有了好身体，还有了好工作、好家庭。大恩不言谢，将来老先生若有需要，我小年鞍前马后，全力以赴。"

老先生笑得像孩童那样灿烂，他也从来不跟人家讲自己赤脚功又帮到了谁。三明很奇怪，自己老师一行明明做了很多好事，却从来不对人讲。后来，三明才知道，这叫积阴德。凡人做一件好事，当作不知道，传统而言叫积阴德，在儒释道里头叫无相布施，为而不有，功成不居。

三明，他亲身历经这件事情，所以他回忆能够写出来。像这样的案例，有很多，却像珠玉蒙尘，宝石藏沙一样，不为世人所知晓。三明暗暗下决心，一定要将师父经历的这些功德一一讲给世人，写给来人。能够继述师长之志，讲论师长之事，也是报师恩的一种重要方式。

07 ▶ 跺脚治眼盲

有一例孩子发烧以后眼睛看不见东西，家人心急如焚，治了半年都没治好，最后无奈之下，登门找到一行先生。

一行先生拿出一本古医籍，就叫《足道》，开篇就绘了一只大脚，脚上面画了一只眼睛。这张图里藏了许多奥秘，留给后人格物致知。大脚上面有一只眼睛：第一，说明脚下藏有让眼睛明亮的奥秘；第二，脚下明白、重视，可以领悟天地之道；第三，要将注意力放在脚下，在低处修，态度低微，千祥百福就可以得到。

眼盲的孩子，脾气很差，老先生也来者不拒。他说："我这里没什么灵丹妙药，只有赤脚跺脚，你如果感兴趣，可以留下来练习。"原来，五经私塾里常年有几十个孩子在那里习文练武，练功主要是赤脚功，方式就是用赤脚跺地板，谁跺得响亮干脆、持久，谁就是老师眼中的好弟子。

这目盲的孩子，刚来时要人扶，站都站不稳，一站就倒，老先生就让三明陪着他坐在椅子上跺脚，一天要跺够一万下，力量不大也不要紧，日积月累，力量就会变大。

目盲孩子的父母也没抱什么希望，大家都不太看好这种平常的方法，可是一行先生似乎一点都不担心孩子的眼睛，胸有成竹，信心满满！

只见，刚开始孩子怕痛脚不敢大力跺，一行师父鼓励他："吃得苦中苦，方为人上人。"孩子像是受到了鼓励，咬牙使劲地跺，"咚咚咚"，每一周声音都比上周要更响亮，更密集，更雄浑。稚嫩的脚皮经过三个月的训练，厚得像牛皮一样，孩子都不知道自己的脚力增加那么多。直到一百天以后，孩子惊喜地从凳子上跳起来，跟老师说："老师，我看见了，我看见了！"

这件事情轰动了村镇，孩子一家三代、街坊邻居、亲戚等几十人浩浩荡荡来到五经私塾。孩子的父母跪下去感恩，老先生赶紧扶他们起来，孩子父母说："如果不磕头不足以表达恩深义重，如果不磕头，就是我们恩义凉薄。"

孩子直到长大后，眼睛都没事，反而变得更明亮。一行师父也一再跟

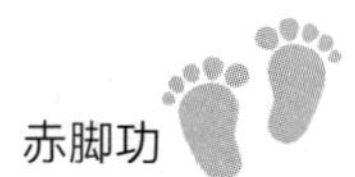

大家讲：“大家不要聚众，不要造神，我只是教几个小小顽童的私塾老师，我不会治病。如果偶尔帮到大家，是多读的古书，复制些古人的经验，给我们指的一条条明路。”

三明很好奇，也很不解，师父一行先生明明帮患者转危为安，化险为夷，普通人都要自吹自擂，认为自己了不起，可是他从来都没有从师父口中听到“得意”两个字，好像这些奇难怪症，常人眼中的恶疾，在一行师父眼中，不过就是芝麻绿豆般的小事，根本不值得拿出来讲。

一行师父帮到这些孩子，如同是像老农插秧、木匠做家具那样平常。后来三明知道一行师父的推功，让功于古人，目的在于不造神，不求名，免得让名疆利索束缠！

08 ▶ 耳聋复听

在五经富罗村，有一个孩子，小时候老感冒发烧，打针太多了，把耳朵都打聋了。父母为了这个聋耳，千里求医，在大都市里治了三年都没治好，最终还是回到了家乡，准备将孩子送去盲聋学校。一想起孩子将来是个残障人士，父母就心酸落泪。

听说曾氏家庙有个五经私塾，私塾里有个读老书的先生，这先生有个奇特爱好，就是打赤脚。先生平时带了几十个村寨中的顽童，大家都很听先生的话。这些顽童有不少是带着一些灾疾的，但在先生的私塾中，却一一得到缓解甚至治愈，最后都留在先生身边。这是什么样的魅力？人家曾经多次请教先生，先生只说："圣贤书讲，读书能变换气质，不过就是圣贤书的一点点功用罢了。"

聋孩的父母半信半疑将孩子送到私塾，先生就指着墙上文昌帝君画像，左右两边的童子叫天聋、地哑，叫"两耳不闻窗外事，一心只读书中言。"外在的东西看不见、听不着，反而更容易成就孩子的文运。

常人看来是倒霉的事情，在先生的眼中居然是上天的造化，天降福人以逆，上天要降福气给孩子，常常要送他一个逆境。如人吃核桃，先要剥掉带刺的皮，捶开坚固的壳；又如一个人要读神仙书，可能要经历过人生的低谷，才知知识改变命运的重要性，才会奋发图强、尊师重道。顺则凡，逆则仙，只在其中颠倒颠！

孩子虽然听不到先生讲的什么，但看到先生的神情、态度跟自信，一下子喜欢上了五经私塾。

先生拿出一张图画，画上有一只大脚，脚中间放了一个耳朵，意思是要将注意力放在脚下，人就会耳聪目明。因此，天天要赤脚、跺脚，要跺到两条腿滚烫烫、热乎乎、暖洋洋。滚烫烫是高功夫，热乎乎是合格，暖洋洋是每天都必须练到的。

真练赤脚功，要练到"冬不炉，夏不扇"。冬天不需要炉火也不会觉得冷，夏天不用扇子也不会感到烦热，因为阴阳调得很好。

一个耳聋的孩子已经让家人放弃了治疗。老先生说："可以放弃治疗，但不能放弃修炼；可以放弃学历，但千万不要放弃读书。可以放弃职业，但绝对不要放弃善良；可以放弃学校，但不能够放弃尊师。可以放弃耳朵，但不能放弃信心。"今日江边石，来年天上星！

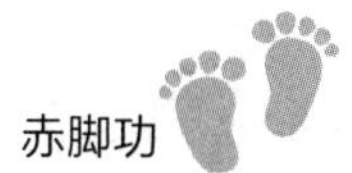

这是老先生讲的五放，五不放，想不到这位小孩子，天天跟着师兄师姐们跺脚，他倒觉得好玩，比在家里闷着要快乐，他只知道每次跺完脚饭量特别大，心情特别好，那些郁闷像被扫帚扫出房子一样。

因此，那小孩晚上就偷偷练习跺脚，甚至怕跺脚的声音吵到别人，他就在草地上跺。如此昼修夜炼，早晚不问，一门深入，长时苦练，三个月后，他居然跟师兄弟们一起讲话交流了，大家才惊讶说："这小师弟怎么会讲话了？"原来，周围大家讲话，他都听到了。

这是个不可思议的案例，不可以用常规思维去看待。总之，每天，他从头到脚都汗出淋漓，湿掉衣服裤子。功夫不负有心人，他用一次又一次的汗水，让筋骨强壮，肌肉丰隆，气血充满，七窍灵通。

老先生也从来没有说要去治他的耳朵，只管他的练功、胃口，看重他的肌肉、筋骨，只要肌肉有力量，筋骨致密，他的耳窍自然就通了。就像鲜花，气足了自然就会开放，人气血满了，自然也就聪明。精气神旺盛了，七窍便灵通！

小孩的父母听闻后，激动得泪水都掉下来，他们不知道如何表达，只能去订造一个金字牌匾，写着四个字"救苦救难"。老先生说；"要是我知道你要做这个，我就阻止你们了。"三明知道，一行师父从来没有将任何锦旗、牌匾挂出来，都是叫孩子们把它存到阁楼的边角上去，也从来不会跟人讲。真道忘名，真儒舍利！

自从这例耳聋的患者痊愈以后，老先生偶尔写了这样一首诗：

尽日寻春不见春，芒鞋踏破岭头云。

归来却把梅花嗅，春在枝头已十分。

三明后来才知道师父写这首诗的意味。一个人到处想要找春天美好的事物，真是万水千山没有停过脚步。就像为了给孩子治病，到珠三角等大都市，病急乱投医，也从来没想过要让孩子安静下来，锻炼身体，找到孩童的快乐。

想不到家乡小小的五经私塾，居然有这样一群以读书为定课，以赤脚练功为主旋律的文武生活，那些所谓的奇难杂症，患儿一旦恢复正常快乐的孩童生活，就像褶皱了的衣服、钞票，用熨斗烫平以后，又和新的一样。

归到家乡来，并不抱希望将孩子放到私塾，孩子反而脱胎换骨，耳聋复听，身弱变强，满家欢喜。家乡便有孩子一条成才的星光大道！真是美好的事物常在身边，只是我们缺乏发现、尊重及信任与敬畏。

09 ▶ 插秧治口腔溃疡

这个五经私塾，可谓地灵人杰。在古时候，出过曾兆春——五经富建教第一等乡贤，兆春先生的愿望就是让打赤脚的孩子都读得起书。五经富的土壤能够养出这样发大心、立大愿的国之栋梁，充分体现这里山明水秀，民风淳朴。

时代变化了，现在许多人都能穿上名牌鞋子，却渐渐丧失了打赤脚奔跑的能力。物质生活好了，精神意志却差了，肉体的坚韧性变小了。

有一位老农常年烂嘴巴，时好时坏，再好的饭菜也吃不香。人病痛的

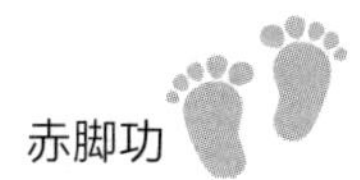

时候没美食，而人健康的时候，水都是甜的。老农发现一个奇怪的现象，只要逢上农忙，他的口腔溃疡就不发作，好像这个病很“懂事”，特别要等老农农忙完才来纠缠他。

老农百思不得其解，十几年都是这样，他都害怕口腔溃疡癌变了。后来，一行老先生给老农分析：“你农忙期间都是打赤脚插秧，满田走。若要身体好，赤脚满地跑。你不妨试一下，每天打赤脚在田埂上面来回走几小时。”

这可是一语惊醒梦中人，老农淳朴，尊重先生，一听就信，一信就行，从此口腔溃疡再没发作过。这是一个神奇的案例，对于反复发作的口腔溃疡，大家别忘记接地气。

三明后来学了中医基础理论，知道了脾主四肢、肌肉，开窍于口。通过接地气可以增加脾生肌长肉的能力。像同样两盆花，放在阳台跟放在地里栽种，等同管理，肯定是接触大地土的花更旺盛、健康、耐久。所以大家在五经私塾里看不到花盆，因为这里的花都接地气，打破束缚，回归自然。

10 ▶ 正气足，癫痫除

这是一个真实案例，再次强调真实，希望大家不要把这个案例当小说看，因为这个经验可能会给迷途之人带来曙光。

圆村有这样一个孩子，突发癫痫倒地，口吐白沫，学校师生全被惊动到，此后孩子每个月就会发作几次，最后父母只能让孩子休学求医。可是辞去

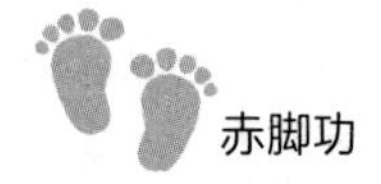

工作连续几年专门治病，孩子还是每个月会发作一次两次。虽然发作症状轻了，可没断根，一家沮丧，无计可施。

行到水穷处，坐看云起时。山重水复疑无路，柳暗花明又一村。这样的古诗句能够传唱千古，因为它揭示了一个道理，万事万物没有绝对，黑暗后有光明，绝境后有生机。

孩子父母索性回来，把孩子送到五经私塾。这里只有琅琅的读书声跟“咚咚”的跺脚声。老先生相信书声能开启人的灵智，跺脚声能强壮人的身子。

他正在给孩子们讲《龙文鞭影》，这本书是启蒙书籍中的集大成者，因为里面典故云集，在传统文学里，能用典故的人比会作对联造句的人还要高明。典故就像项链上面最灿烂的那颗珠子，而《龙文鞭影》就是典故大全。

听说书院来了一个发“羊癫疯”的孩子，大家都有点害怕，老先生却平静对待，并且说：“大家正气存内，邪不可干，不要怕。”于是交代三明要好好照顾师弟，要把师弟当家人，带他赤脚去爬山，带他在学堂里跺脚。

看到整个私塾的学生都在“咚咚咚”练功，孩子还觉得挺好玩的。在这私塾里没有压力，只有师兄弟们共同练功进取，也没有大人们的呵斥声，只有老先生语重心长的谆谆教诲，和风细雨，草木欣欣！

孩子很喜欢这里，就如一个人到了一个喜欢的桃花源，就会觉得所有的蜕变都成为可能，所有的不愉快、痛苦都将逐渐脱落。

老先生认为，每个孩子都像未化知了的虫子一样，它在地底下，黑暗之中，要不断地撑开泥土，练就强有力的手足，通过挤压，训练出坚固的

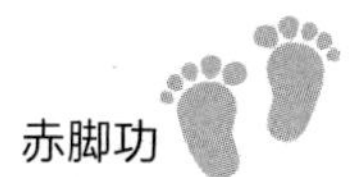

身子。然后沿着树木，每爬一段就脱掉一层壳，最后成为树上叫得最响亮的知了，就是对天地间的规律、道理知道了。

快乐的时间总是短暂的，三个月过去了，孩子觉得像了过一天，三个月没有发生过一次癫痫，父母很惊讶，就想再试试看，又待了一年，都没有发过癫痫，待了三年，癫痫全好了。

这些怪病常常是老天在跟人们开玩笑，他借此要送份大礼给人们，就是勤修苦练，专注一处。如果你在困境中能够专注拜师，从名师受戒，专信不犯，专心向学，专心练功，你不单攻克了恶病，还获得了强壮的身躯，更是得到了人生的自信。

所以那些来到五经私塾蜕变的人，他们大都获得一身功夫，手脚敏捷，言谈举止高雅，进入社会后比一般的孩子适应力还强。

古语讲:“捷足先登”。有一副敏捷的手脚,做什么事情都容易先人一步。捷足，代表手腿身法步伐敏捷!

癫痫被称为是世界难题，曾三明也不知道师父为什么就对这个世界难题不怕呢？甚至不屑一顾。后来他读了不少道书，渐渐领会了师父的心境。

人可怕的不是得了怪病，而是对名师道法不尊敬。一切法从恭敬中求，不要等到走投无路才去想世界上哪里有五经私塾、世外桃源。如果你尊敬师长、孝顺父母，你身边就会有许多奇特的因缘，可以助你蜕变。

世人都被病名吓坏了，一听到奇难怪症，就非常震惊，却不知道，经典里有着攻克灾疾的密码，《素书》上说：“遵从师父，定产贤良。”人不是等见到明师才尊重，而是尊重师长后，自然久而久之会遇上明师!

对于师长言，心中要尊重，言行要听从，功夫要练，书要专注地读。这样的人，他是会得到幸福的。

11 ▶ 破茧成蝶

五经富的古老私塾，随着时代的发展，渐渐成为人们的记忆了。除了私塾的旧址，已经没有什么老先生在坐镇，像习传书室、树玉山房、文友轩、三近轩、云香斋、云岭斋、拙诚轩、琢玉斋、陶成斋等十里八乡数十处私塾，随着老一辈的塾师谢世，也渐渐空空如也。

如今，曾氏家庙追远堂下面有五经私塾，还有一行先生在教启蒙学。墙壁上有这样一块匾："蒙以养正，圣功也。"在孩童启蒙的时候读这些经典，可以养正气，是非常巨大的功德。任何一种成功都无法弥补孩童失教带来的损失！

而今的私塾，大都是一些学校家长教不了的孩子，送到这里来。可奇怪，所谓家长老师眼中的"歪瓜裂枣"，在五经私塾经受文武训练，很快就气质改变。

譬如，陈村的小江，得了慢性鼻炎，头痛脑胀，上课没办法聚精会神，每年在学校考试都"拖猪尾"，就是倒数的意思。家人也不指望他读书成才，能够健康平安就好。可孩子三天两头就喊头痛，家人折腾了多年，没办法了，才把小江送到五经私塾。

一行先生叫三明去带学弟，带的方法叫朝课暮诵。早上要做功课，私塾的功课就是踩脚，叫做重塑骨骼、肌肉，天天早上练一个小时，是从来都不可以少的。刮风下雨，都不是停课的理由。闻鸡起舞是学堂的风度！

这孩子第一天来私塾就喜欢上了。这里背靠雄山，前临河江，绿竹千亩，鸟语花香。小江最喜欢跟一行先生在竹园中徒步，老先生也没有给孩子上

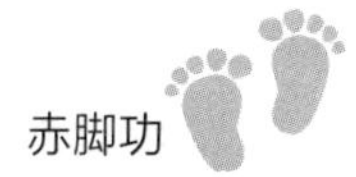

什么特效药，就是天天打拳、健身、赤脚行走、读诵诗书、呼吸大自然新鲜空气、晒太阳等！

一个月后，小江的鼻子不塞了，他觉得呼吸不需要再用嘴巴了，感受到了人生最快乐的呼吸。自此以后，头也没有再胀痛过，记忆力突飞猛进，识字造句一日千里。父母感动得泪都涌出来，刚要把孩子接到学校去时，孩子还恋恋不舍。

老先生对他讲了一句话："私塾永远是你们的家。"小江才放心地回学校去。

因为传统的私塾以文书经典教学为主，数理化还得要回学校去才能学到。要让孩子有中华文化根底，但也不能让孩子跟时代脱节。

一行先生说："小江，你真喜欢私塾，在学校好好学习，寒暑假到私塾来。"小江乐了，抱着这个念想，他奋发向上，由"拖猪尾"到学校"领龙头"，名列前茅。可见，并没有绝对差的孩子，有时换个环境让他学习，改变一种生活方式，孩子就会化茧成蝶，脱鱼为龙。

唯愿乡中文运转，满江鱼子尽成龙！

这是一行先生的心愿！

12 ▶ 肩膀痛

五经富有条江叫龙江，龙江边时常有赤脚走路的村民，大家渐渐接受了赤脚功，刚开始踩下去，会有难以言状的疼痛。奇怪的是，这种疼痛过后，能够带来浑身的轻松、舒服。困扰已久的疾患，有不少会不翼而飞。大家都不知道谁是第一个传出赤脚功的人！

二村有一位八十岁的老阿婆，肩膀痛，三天两头就犯，跟着大众在龙江公园打赤脚。

刚开始痛得都不敢迈步，小心翼翼地走，像小偷进房一样。可她第一天就爱上了打赤脚，因为她脚底经砂石刺痛以后，回家不用安眠药，躺在床上就睡了个美美的大觉，一醒来肩膀就不痛了。

她这样坚持了一年，肩膀痛不翼而飞，连药店的店员都说："阿婆，以前每个月都见你来买风湿贴，现在你已经一年没来了，是不是别家的风湿贴更好？"老阿婆笑着说："我肩膀都不痛了，还要风湿贴做什么？"

常人认为，这些老寒肩是一辈子都治不好的，没想到练了赤脚功后，它就靠边站，从此远离了身子。那些不愿忍受脚底按摩痛的人群，就很难享受到通体舒泰、筋骨不痛的体验。

通则不痛，不通则痛。赤脚可以让心肠通畅，原因有二：一是摩擦生热，二是发汗开窍！

13 ▶ 接地气的自然疗法

在远古时期，人类都是光脚走路的。他们从眼睛睁开那一刻，就得要

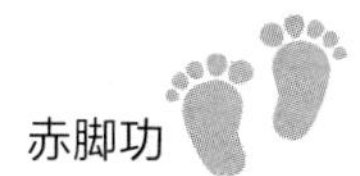

为肚子、为生存拼搏。为了更好生存，他们要追逐猎物、砍伐耕作，他们必须练就一双敏捷的腿，并且那时没有鞋，在高低不平的石头或者暴露地面的树根上面飞驰疾走，他们练就了不怕痛、不怕苦的意志力。

因此，常规的风、雨、寒、暑邪气都近不了他们身子。在虎山脚下，有一条健康路，有一个小孩子光着脚丫快乐地跑上跑下。后面跟着他光脚丫的是他爷爷，人们去请教他们爷孙怎么手提着鞋在走路，古来都见人踩鞋，哪有人提鞋的？

这时老爷子才一五一十讲出，这孩子没打赤脚前病恹恹的，吃饭时数着饭粒吃的，三天两头就感冒，得了过敏性鼻炎，一天打的喷嚏比我们老人一个月还多。这样一两年都没有好转，可苦了一家人！

有一次听人说打赤脚好，他们就开始打赤脚爬山。第一天孩子就不打喷嚏了，一个月下来胃口好，身体棒，声音亮。以前天气一转变就感冒，现在从山上淋雨到山下，回来也不感冒。这是他们练习赤脚以后得到的经验。

老爷子说当人家跟他讲，地板脏，地上有玻璃，脚踩着石头很痛，他们都无所谓。因为别人不知道，孩子常年鼻炎，一天要用一包纸巾，没心读书、吃饭，这才是真痛苦。

如果能身体健康，别说赤脚走山路，就是赤脚踏沟渠，赤脚下粪坑老爷子都要干。

这种接地气的自然疗法，在五经富落地生根，不少人得到大利益，他们暗暗地传承着。他们很多人都不知道在五经富系统传播赤脚功的祖师爷是谁，但是他们只知道，许多人打完赤脚就舒服了。

而且赤脚功也传到潮三角、珠三角，甚至海外去了！

14 长寿的秘诀

训子读经楼焕彩，联民为善祠留芳！

以下一个真实案例。珍子围村下角训经楼有位百岁老人，他一年到头很少生病，一辈子去医院的次数也屈指可数。老人家寿康的奥秘在哪里？不少人前往探索请教，看到老人吃的粗茶淡饭，住的就是老屋，几十年的旧床，没有查出一点秘诀。

五经富是被公认的长寿之乡，珍子围村、大江村、见龙围村、上车村，都是被公认的长寿村落。

这些寿者，他们有些自己也不知道为什么长寿。还是有心的三明看出了原因，每每太阳出来晒热地面，百岁婆她就拿着扫把去扫巷子，扫祠堂的余坪，还有扫石头路。这些是公共场所，老人家也没有分你的我的，就是努力为大家。

她打着赤脚在扫着落叶，每天都是一两小时，她也不知道自己在练赤脚功，总之，只要打赤脚、扫落叶了，心就开了，胃就好了，吃嘛嘛香，躺哪张床睡觉都甜。所以，从训经楼到古井那条石头路，常年都被老人家打扫地锃亮锃亮的。

每个人养生的法门都不一样，但是这种不为自己、为大众的存心是老人寿康的关键。加上一打赤脚、接地气，身体就阴阳平衡。一行先生曾讲过，人是阳，大地是阴，穿着一双鞋，就与大地隔绝，一打赤脚就舒服。习惯打赤脚锻炼的人，就可以感受到难以言喻的妙处。

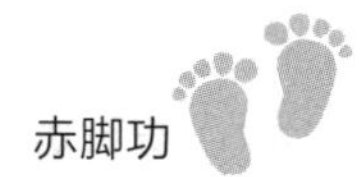

所以人家问珍子围村，一个小小村落，出了近十个百岁老人，都不解其故。有切身研究他们行持的，就能知道一些生活小细节，这是长寿的关键。

他们都有一双勤劳的手脚，有一颗爱众的心，还有敢打赤脚，不怕脏、不怕痛的生活作风。长寿不独是基因、药物，更是一个人的修持与心态！

15 ▶光脚的不怕穿鞋的

营盘村有一位石工，他会砌石头，他 98 岁那年，依然被乡人请去砌石头房。他照样很熟练，一般年轻人也没他有耐力、没他敏捷，大家尊称他为石叔公。

他在五经富很多地方都砌了不少漂亮的石头屋，比如洪竹围、大洋、龙潭、庵背、陈江等！

主家看老人打赤脚砌石头房，赶忙给他买鞋子，石叔公笑笑说：“不用买，人家没鞋子走不了，我是穿了鞋子走不了。”原来石叔公早年住山寮，习惯赤脚，穿鞋子反而是累赘，赤脚更能使出力道。

有个俗语叫“光脚的不怕穿鞋的”。确实，如果登山你习惯了赤脚，走得比穿鞋还轻快。

后来石叔公还是每天赤脚，活到一百多岁。他跟大家吃的东西是一样的，睡的地方也没有很特殊，可是别的老人离不开药馆，他却连药味是什么都没有尝过。

石叔公最让人记得的一句话是，“叫你们打赤脚你们不打。打赤脚是真舒服，是先苦后甜。如果不是真好，我怎么会一辈子喜欢打赤脚呢？”

怪世人太注重眼前，有一点小痛就畏手畏脚，不敢大胆迈开，结果与这项赤脚功法失之交臂，同巨大的寿康秘诀断了联系！

16 ▶免费的大地按摩

大洋乃高山茶叶之乡，海拔七百米，这里经常云雾缭绕，景色十分美丽。这里不单出名茶，也出了不少长寿者。小小的大洋，据不完全统计，活到百岁的老人有不下十个。这老一辈的百岁老人，他们除了饮食规律、心态乐观外，有一个共同特点——下田打赤脚。

有一位老邹叔，一百岁时，还可以骑电摩托车。他的儿子、媳妇经常都这病那病，老人家却一生没怎么喊过这病痛、那病苦的。

原来，稍有不适，老人家就喝水、休息、打赤脚。多年来就是这个习惯，使得邹老爷子少病少痛，生活多姿多彩。

邹老爷子在外面打赤脚，外人看到老人光脚，都认为是孩子不孝，不给老人买鞋。邹老爷子说：“家里鞋多着呢，我是喜欢光脚，舒服啊。”

常人都以脚皮被砂石刺痛而觉得痛苦、皱眉，邹老爷子却认为，人不接地气、不被砂石按摩才痛苦呢。这打赤脚是大地免费为我们按摩。这样

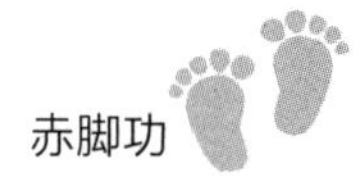

一想就通了，也不再去排斥、讨厌扎脚的痛。

你看打针吃药会痛苦，扎针点穴也会痛。针对身体有好处的痛，为什么不欢喜地去接受呢？连健身都会流汗，也会痛苦，可是身体强壮的快乐更大过坚持的痛苦。

一天一身汗，疾病靠边站。

半个月不赤脚流汗，便要找药罐！

17 ▶前行功夫

汤边村因汤池而出名。有位百岁老者，每天都欢容喜笑，人家问他如何养生，他说泡汤水。大家都说："我们也天天去泡，怎么就还有很多病苦？"

老人指着那双长着老茧的脚说："我是打完赤脚再去泡汤水的。"大家才恍然大悟，老人先经历了脚底按摩，利用砂石"扎"开了穴位，"扎"通了经络，"扎"出了汗水，"扎"深了呼吸，然后再一泡汤，经脉通畅，气血对流，百病消除。

所以，每个人去泡汤水，得到的效果都不一样。

有些人泡汤水前做了前行功夫，打赤脚、按摩、拉筋，再一泡就通体舒泰。有些人什么也没有做，就简单地泡汤水，就感受不到浑身彻底通畅的快感。这是老人的肺腑之言。

由于这段论述非常精辟，它像金子那样耀人，因此要记录下来传播，让人们知道打赤脚加泡汤水的魅力。

这是百岁老人亲身经历的经验、干货，如果不是深入民间切身采访观察，是很难得到这么宝贵的经验的。

18 ▶ 顽固失眠

新和村有一个工程师，他曾有半年时间都是打赤脚在龙颈水库坝上来回走。刚开始走得腰弯背驼，痛得满脸狰狞，可是他却一直坚持，由走小碎步都痛，不敢使大力，到后来健步如飞，脚下的痛能够完全忍受。

半年下来，路人见了都惊讶，原本都是病恹恹的，怎么现在红光满面、体格健壮？

原来工程师之前过度用心脑，得了顽固失眠症，安眠药不断地增加，依然睡不好觉。然后听乡人口传，打赤脚可以帮助睡眠。所谓没有虚传的乡谚，他就自身去体验，实践出真理，也不管是对是错，坚持了再说。

他才坚持了一周，不吃安眠药就可以入睡了。半年下来，他觉得自己恢复了青春活力。路人都笑工程师有鞋不穿打赤脚，工程师自己心里偷着乐，也笑着说：“你们不知道其中的快乐，我的快乐很难跟你们讲。是打赤脚拯救了我的身体！”

从此他研究出来的各种图纸，更精巧，更受人欢迎。所谓说者无心，

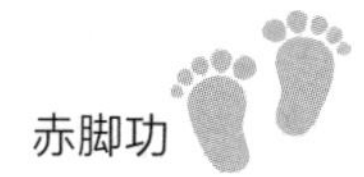

听者有意。“贫无达士将金赠，病有高人说药方。”这赤脚功就是高人讲的药方，可是很多病苦中人，却熟视无睹。

“识得青城有大道，明也传来暗也传。”

所谓“至道无难，唯嫌拣择。但莫憎爱，洞然明白。毫厘有差，天地悬隔。”这句话出自僧璨大师的《信心铭》，本来赤脚功这大道就不难的，最怕人怕苦、怕痛、怕脏、怕丢脸而放弃练。你只要不怕，勇敢地踩下去，不怕痛，痛一时，怕痛就痛一辈子。少年赤脚苦，老来寿康福!

这是个真实的案例，工程师原本快精神分裂了，万念俱灰，工作没法进行，就靠这个赤脚救回了身体，救回了工作，救回了家庭。

谁说赤脚功就不是仙人传下来的妙法？在古代的神魔小说里，时常会出现一个赤脚大仙的形象，这是在表法，赤脚功可以通仙道，接大地。赤脚的修法是仙家之道，此中的妙义难以一一尽说，留给有缘人身体力行，自己体悟。

只要自己行证到的东西，才真正属于自己，如鱼饮水，冷暖自知。

真修实行者，用于行持十之八九，用于知见十之一二!

19 ▶肺结核

五经富四村锅厂，有一个患肺结核的中年人，常年咳嗽，而且晚上还咳血。一家人时常因为他的咳嗽而被惊醒，他也尝试了各种方法，都没办

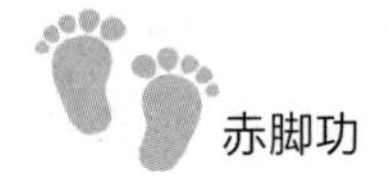

法奏效。烟、酒都戒了，可是咳嗽依然很严重。他认为自己去日不多。

有天他在龙江边看到一群人赤脚，听他们说，赤脚胃口好，赤脚身体棒，赤脚睡觉好。中年人一听到睡觉好，就好渴望好的睡眠，因为那些一觉睡到天亮的人，从来不知道失眠翻来覆去的痛苦，从来不知道彻夜无眠的难受。

他甚至一度连跳河自杀的念头都来了。狗急跳墙，人被逼急了，寻死的心都有。他觉得自己是个废人，既不能养家糊口，还要增加孩子们的负担。

当他把鞋子脱下的那一瞬间，他觉得自己找到路子了。在龙江边的石头路上来回走，多年的闷气通过脚下排出，天色已黑，他都不想离开。双脚暖洋洋、火辣辣!

当晚，一觉睡到天亮。醒来后他感受到前所未有的力量，以前老觉得睡不够，现在龙精虎猛，就想出去奔走。

家里人都刮目相看，以前叫都叫不起来，在床上赖着病恹恹，睡又睡不好，醒来又没精神，怎么现在像换了一个人？从此中年人就坚持去龙江边打赤脚，而且专找那些尖锐的石头踩、按、练，随着脚下的痛点一点点被击溃，他身体也逐渐强壮、年轻，连乡里人几个月不见他都认不出了。

打了一年多的赤脚，某次医院做检查，他的肺结核好了，晚上家里人也听不到他的咳嗽声了。因此，龙江边每天下午多了一道赤脚、提着鞋要走一小时以上的身影。

有不少人知道赤脚好，可是一旦讲到坚持，就打退堂鼓。要知道，百日筑基，三年脱胎换骨，功在不舍。赤脚功的巨大益处是属于那些不抛弃不放弃的人，绝不属于那些浅尝辄止、蜻蜓点水、浮躁之徒。

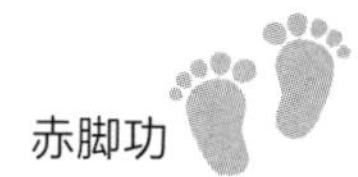

20 ▶ 打赤脚助肾封藏

六村靠近黄龙寺，有一个老油漆工，他的肛门时常要脱下来，已经治了三年多了，都治不好。严重时努力拉大便都脱肛，哪里说有良医，他就去哪里，可最后结果都一样，照样脱肛。

他渐觉得人生没有趣味，每天都神疲乏力，他心想："以前挑大石头、干重活，身体好，感觉舒服，现在年老了，不用干重活，好吃好住，却很痛苦。"

直到他看到几个乡民提着鞋打赤脚，在黄龙寺周围来回绕走，欢声喜笑，他奇怪问："你们怎么打赤脚？"这群赤脚的人说："这是一个医生传的，他在一个桥下看病。我们去找他看病，他说：'若要身体好，赤脚满地跑。'无论治什么样的病，他都说，吃他药必须打赤脚，否则，复诊就不开药。"

奇怪，十有八九的人在他那里拿药、打赤脚，身体都变好。他的药也很便宜、很普通。这位老油漆工听说了，也把鞋脱了，开始打赤脚，天天在被太阳晒得滚烫的地面上，打赤脚慢慢走。

他有一个奇妙的体会：不打赤脚的时候人走路是散架的，一打赤脚，脚皮被砂石一刺，人拳头紧握，牙齿咬紧，所有脚趾抓地，整个人都是固密的。

第一周他就感受到打完赤脚后脚不抽筋；第二周，晚上不起夜尿了，第三周，就不脱肛了。

从此，他那“翻船”嘴就变成了“宝船嘴”，嘴角往下掉的变成嘴角往上翘的，像吃蜜那样甜。

后来，大家经常看到这个老油漆工在黄龙寺那条迎丁路上来回打赤脚。这位油漆工凭借自己的听闻并深信、坚持，治好了脱肛，恢复了健康。甚至，治好了抽筋、骨质疏松。

原来打赤脚，它有助肾封藏、强壮肌肉、提肛收腹、握固强齿等非常神奇的作用与效果，这是个真实的案例。

21 ▶ 赤脚五禽戏

东汉的华佗非常重视赤脚，他创编的五禽戏，需要赤脚练习。在黄龙寺，有一群居士，他们闲时聚在一起练八段锦、五禽戏，对身体有好处，可疗效却到了瓶颈。

有些人练完以后，偏头痛减轻，但没有根治。大家都认为五禽戏不能根治偏头痛，可是他们一到五经富问桥下医生，桥下医生说：“你们学习五禽戏，只学到它的皮，没学到它的髓。华佗研究创编五禽戏的时候，他是观察熊、虎、鹤这些飞禽走兽、灵动之相编排动作的，这些飞禽走兽没有一只是穿鞋子的，而人类却穿着鞋子练五禽戏。得到华佗创五禽戏的招式，却得不到它的神韵。所以说，你们只得五禽戏的皮毛，不得五禽戏的

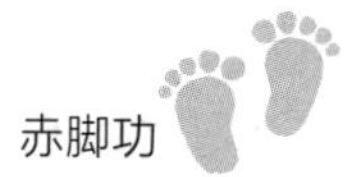

精髓。”

大家听完以后豁然开朗，原来练了十几年的五禽戏，居然一直都在五禽戏的门外。如果不是桥下医生一语惊醒梦中人，可能大家还一直蒙在鼓里，不能如法练习五禽戏，还认为五禽戏功效有限。

从此他们赤脚在虎山顶上练五禽戏，结果真如华佗所说：“五禽戏，除五脏疾，利腰脚，壮关节，活气血。”

这位练五禽戏的领头，多年的偏头痛，才打赤脚练五禽戏三个月，就全好了。夫禽鸟飞于天，落于地，上不戴帽子，下不穿鞋，天人合一，呼吸精气，独立守神，自由自在，潇洒快活。从此五经富更多人得到了五禽戏的真实利益。

真是如法修炼，皆大欢喜！信受奉持，无须多疑！

22 道在脚下

六村有一位台湾同胞，他早年离开家乡，晚年得关节炎，回家乡休养，却老是治不好。

在五经富，桥下医生经常传赤脚功，遇人有疑难，即授予赤脚功。这位患关节炎的台湾同胞拄着拐杖到桥下请教。他说：“你能让我这条拐杖丢掉，我给你十万块。”

桥下医生自信地说：“丢掉拐杖也不是什么难事。要让一个人不怕痛、不怕脏、不怕丢面子，天天专注坚持练习赤脚功，这才难呢。”

这位桥下医生对十万块没有感兴趣，他对慕名前来的求医者，时常都劝诫他们：“慕名是没有用的，要慕道，慕赤脚之道，慕不怕痛、不怕苦、不怕脏之道，慕利他之道。”所以，不是慕道而来的，他都认为是非缘，非缘也不结，结了也是花缘，它不可能是有硕果的果缘。

自从这位台湾同胞拄着拐杖打赤脚后，他发现刚开始难受，越到后来身体越轻松，半年以后，他上街买菜已经不用再带拐杖了。他居然信守诺言包了十万块钱来到桥下，说：“君子一诺千金。我们五经富曾氏讲究忠信传家，三省修身，说出的话就要算数。”

桥下医生说：“你如果感兴趣，我们可以用这些钱打造一大片桥下石头路，来回馈家乡。帮助那些走投无路，为病苦所纠缠的患者，使他们有一条明路可走。”

因为受益、支持他的人越来越多，这位桥下医生就铺了很多石头路让患者去踩。原来长期的关节炎、腰脚痛也可以通过长期打赤脚，在太阳晒热的地面上按摩而得到好转、康复甚至痊愈。

有人问桥下医生为什么要在桥下看病，他说：“桥下近水，多石头，一个人到海滩边，觉得打赤脚才舒服。把这种状态转移到江边来也是一样，江边空气好，含氧量足，加上桥下就是谐音‘脚下’，道在低处，道在脚下。脚下走了就有道，就有生路。”

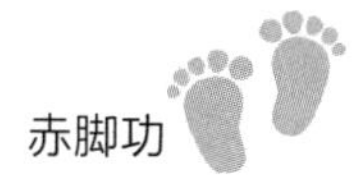

23 ▶ 顽固头痛病

五经富中学有一位教师，常年觉得压力大，身体差，患头痛病有十多年，十分痛苦。有时连续痛两三天都不能工作。各种检查都做过，抗抑郁药也吃过，效果都不理想。

直到他到二村找桥下医生。这个桥下医生选择在桥下给人看病，跟桥在一起。桥在古代有连接、渡人的美意，张良也在桥下得到兵书，后来成为帝师。中国人对桥最神圣的尊重，就是认为它是传道授术之处。

桥下医生对他说："你让我给你治头痛，我可能无能为力，但是你让我给你方法，我就有把握。"于是教他在石头路上打赤脚快步走。

刚开始痛得他眼泪都流出来了。可奇怪的是，自从天天打赤脚一小时以后，头痛再没发生过，那些郁闷焦虑的症状也一一远离。同事们看到他阳光的笑脸，纷纷都震惊说："怎么你的气貌像变了一个人？昔日病恹恹，风吹草动都懦弱的样子，现在看起来精神饱满，不惧风雨。"

这位中学教师喜欢上了到江边踏石头路。他说："学了赤脚功踏石头路以后，真的比任何一样爱好都开心。有了赤脚功，其他爱好才有意义。"这是他的原话。

他因此非常尊重传播赤脚功的桥下医生，甚至自愿融入，一起铺更多的石头路，给更多需要的乡民行走。

24 痛经

虎峰小学有一位痛经的教师，经期痛得必须请假，多年来都是这样。听说桥下有个赤脚医生，一年三百六十五天，每天早上五点多在那里讲课，六点多帮人看病，七点多在那里铺石头。她就抱着好奇心，想看看何方神圣在本地的桥下，居然北京、上海、广州甚至新加坡、欧洲、美国都有人过来找他看病。她是听到旅馆的老板讲，有法国人都住在旅馆里，特别来五经富向桥下医生学习。

这位老师见到桥下医生时，桥下医生就举案例，有多少个痛经的案例是通过赤脚走好的。要是怕痛，她就别想着治好病了。

刚开始走，确实痛得她都迈不开脚，不敢踏下去。桥下医生鼓励她说：“苦不苦，看看长征两万五；累不累，想想革命老前辈。”于是她就刚开始穿袜子去走，等到袜子走烂的时候，就习惯了赤脚。自此以后，痛经就好了。

桥下医生说：“人们都以为赤脚功很神奇，其实原理是通则不痛，痛则不通。人要是能吃赤脚按摩、砂石扎脚的苦，他就不用吃各种疑难杂病的痛。赤脚走路，它提高的不单是身体皮肤的抵抗力、经络的通畅，它更能提高一个人的毅力、耐力跟果敢。”

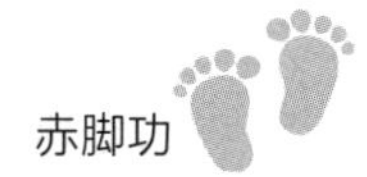

25 ▶前列腺炎

一位中学校长，他长时间坐办公室处理文件，居然得了前列腺炎，小便困难、排尿痛。治疗了月余，只有减轻没有根治。所谓病急多投医，听到哪里有名医，就去哪里。

有一次他来到桥下，桥下医生对他说：“你吃的药都非常好了。”校长说：“那怎么病没治好？”桥下医生说：“三分治，七分练，光凭药物不能完全改变体质。”

校长也是通情达理之人，于是接受了桥下医生的建议，在自己学校的沙池里打赤脚，一次一个小时。奇怪，月余吃药都好不了的尿痛感，居然才打三天赤脚就不用吃药了，完全好了。

他是一个知识分子，非常想知道其中的原理。如果糊里糊涂治好了病，也不是一个知识分子能接受的。于是他又来到桥下，一是道谢，二是要问个所以然。

桥下医生从袋子里拿出一张足底穴位图，便跟校长说：“我推崇赤脚走路是有理论依据的。一般普罗大众，跟他讲太多，他不一定听得进，校长你是明白人，你看这张经络穴位图，不单眼、耳、鼻、舌的反射区在脚下，连膀胱、尿道、肠胃、心脏在脚下都有反射区。你多按鼻子的反射区，呼吸会更顺畅；多踩眼睛的发射区，你眼睛会更灵动；多按压膀胱反射区，夜尿绝对会更少，膀胱炎、前列腺炎也会更容易好；多按肠胃反射区，人的胃口会更好。我多年在桥下临证试效，最后总结出，赤脚功能够帮到天

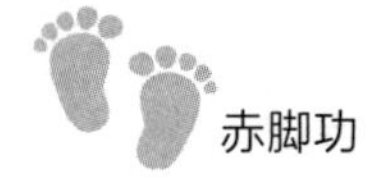

下众生。吃我药的患者，你多吃几包少吃几包不重要，可是，赤脚按摩却不能停。整个脚都在走的时候，全身反射区通畅，人就精神，五脏六腑功能都加强。当你的脚能抵抗砂石磨砺时，你全身的抵抗力都在上升啊！”

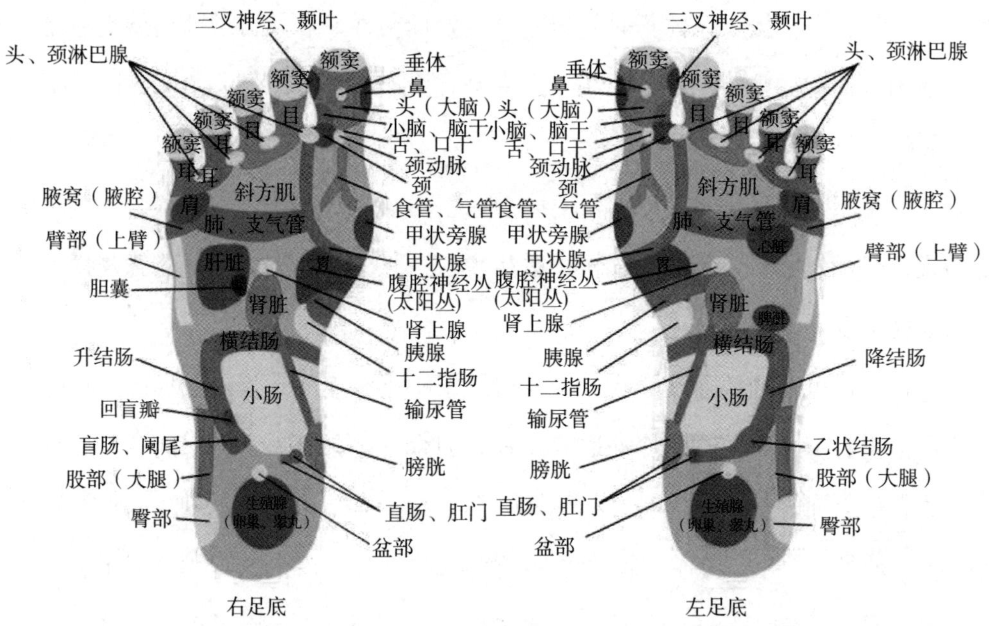

校长听完以后乐得合不拢嘴，竖起大拇指说：“我一生很少服人，我服你了，你是真为人民的好医生。”桥下医生笑着说：“能得到校长一句高评，足矣，足矣。”校长说：“哪里哪里，你是用真本事让我身体变好。”

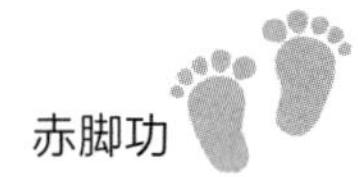

26 ▶ 赤脚治肩

顺德有一位家具老板，在珠三角就听闻五经富有个桥下医生，他三百六十五天风雨无阻地在桥下做三件事：第一，教普罗大众轻松学中医；第二，为那些走投无路的患者施方赠药；第三，带领所有相信他的人，有求于他的人，铺石头路、赤脚在上面走。

这三件事在珠三角、北上广都有很多粉丝跟着桥下医生练习赤脚，学习中医。这位顺德的大老板，他是打高尔夫球用力过猛，伤到了肩膀。来来回回治了半年，肩部老觉得不舒服，甚至还做了小针刀手术，也还没好。他现在看到高尔夫球棒，即使很想打，也不敢挥了。

他驱车数百公里来到桥下，他看着前来桥下听课的居然有五六十人。清晨天还没亮，这些人就在桥下，坐在石头上，拿着笔记本，开始一五一十跟着桥下医生记录。就连桥下医生讲课的桌台上都放着十几根录音笔，十几个手机。

原来这些都是全国各地真心追随的大众。一个人有了一定功德，他无论在桥下、树下还是山脚下，或是草庐边，跟随他的人都会像蜜蜂那样多。这叫山不在高，有仙则灵；水不在深，有龙则灵！

顺德这位大老板也是见过世面的人，他以为桥下医生一定有什么奇谈妙论，谁知，不过就是最平常的交代：要慎风寒、节饮食、惜精神，戒嗔怒，然后坚持天天打赤脚两小时。

顺德老板就疑惑说：“我来治肩膀，跟脚有什么关系？”桥下医生也

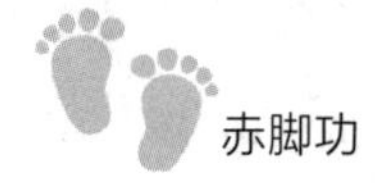

幽默地回答说："脚就是身体的底层员工，要好好地照顾他们。像你的公司，底层员工安居乐业，积极工作，那么上层的老板'肝、心、脾、肺、肾、眼、耳、鼻、舌'都很开心、安心、放心，对吧？"

顺德老板也没办法辩解，这种头痛医脚，上病治下他还是第一次遇上，因为顺德这位大老板看病都是请最高级的医生，付最昂贵的医疗费，他从来没有接受过这种廉价的民间治疗方法。

桥下医生说："不是说廉价的就不好，山泉水是廉价的，空气也是廉价的，土地石头也是廉价的，但它们都非常好。"于是，桥下医生讲完课后就带他去走铺好的石头路。刚开始顺德老板都不敢迈出脚，好像万剑扎心一样痛，可是看到大家都勇往直前地走，他便打消了这份恐惧。

"堂堂大老板连经济危机到来都面不改色，难道还怕脚底的几个石子？又不是要你上刀山下油锅。"桥下医生的激将法使得顺德老板勇气倍增。桥下医生又鼓励道："母鸡战雄鹰，勇猛如大鹏。信心若怯懦，反被小病欺！"他才走一天，就觉得浑身轻松，肩膀不痛了。连续走一个月，肩膀痛全好了，人比生病前还更有活力。他还特地派人给桥下医生送来一批家具，说要报答传法之恩，授术之德，教学之功。

桥下医生说："中医是整体的，当你腿劲练得强大，你的手力也会相应变大；你手劲变大，你的脚也更会走，你集中练脚底，对全身都有好处。"古代道家认为："若要骨髓洗，先从脚底起。"这段口诀心法之秘，桥下医生读大量道家典籍，早已经记在心里。

拳由心发，力从地起！人一赤脚，力量就兴起。

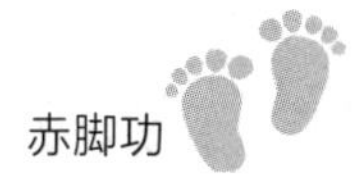

27 敬畏身边人

在五经富君悦旅馆门口，常有一个摩托车司机，每天都咳嗽不止。各种民间方子都试过，就是没治好。他有次拉一个客人，说是从新疆来的，要去找桥下医生。他带客人去看病时，自己也顺带咨询了一下桥下医生。

他并不抱什么希望，他也不认为自己家乡眼皮底下就有什么神医。所谓近处无风景，身边无伟人，这是常态。一个人，他时常不会敬畏他身边的人，所以老一辈人讲："莫教本地书，莫杀本地猪。"

桥下医生知道这个道理，所以每天都会碰到一些不敬畏医术医道的患者相迎，他干脆就不跟他们争辩，反正随缘。信者教！求者授！

天雨虽广，不滋无根草木；道法即善，不惠不信之人。

这位摩托车司机，他听桥下医生讲了句打赤脚，并且要防风冷，要拿一块风湿膏贴在后背心，一天一换。就这样简单的交代，他认为是医生在搪塞他，只是像例行公事那样坚持几天看看。

这一坚持不得了，自从贴风湿膏到后背心跟打赤脚以后，一天二十四小时没有咳嗽过一时。他马上对桥下医生升起崇高的敬畏感，甚至还拍胸脯说："你要到哪里我都骑车拉你去，不计报酬。"桥下医生笑笑说："我更喜欢骑自行车和赤脚走路，非必要不乘机动车。"

原来虚云寿者，120 岁，一生有一习惯。凡一天能达之处，若不赶急事必徒步。120 里也在所不惜，因此练出强大身躯！

28 ▶请师从师

有一位做早餐的商人，生意很好就很忙，会累出一身病，生意不好，又会很烦心。因为起早贪黑压力大，整个人像陀螺那样转个不停，导致了严重的咽喉疼痛、声音嘶哑，讲不出话。

他早餐店有几个客人在聊天，他们刚从桥下医生那里看病回来吃早餐，津津乐道桥下医生的高明。然后他竖起耳朵听，第二天他就去找桥下医生了。

第一次见到桥下医生，他声音沙哑，话都讲不出，咽喉痛得眉头都皱了。桥下医生丢下一句话："我们当地有一种药材叫秤星树干，中药名叫岗梅，其药身如秤杆，你搞一把来煮水喝，然后赤脚满地跑。"他想再问，桥下医生就不理他了，因为还有几十个人等着他看。

桥下医生只讲一句话："请师从师，我讲的一句话，你如果都没有做，那我们在那里讲千万句又有什么意义？"结果，当天他去赤脚走三个小时，咽喉居然不痛了。连续七天走下来，讲话居然不沙哑，压力都没有了。以前干活觉得很吃力，自从练习赤脚功后，干啥活都游刃有余。后来大家才知秤星树干，乃"王老吉"凉茶的配料之一。

因此他每次看到桥下医生都热情打招呼，并且说："医生若走过路过，别忘了到我店里吃早餐啊。医生的大恩大德，我们请医生吃一年早餐都不足为报。"

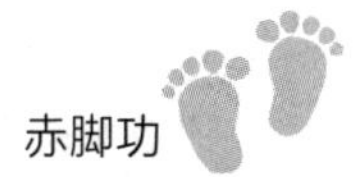

29 ▶满口牙痛

云南有一个做茶的师父，坐飞机来五经富找桥下医生，他是因为常年满口牙痛不可忍，无论消炎药、补肾药，他都吃了个遍。足足治了一年，医生建议他把所有牙齿都拔光。他还不到五十岁，听到这个建议，人都快崩溃了。

桥下医生说：“这跟你的工作有关系，你经常熬夜，这个牙痛是虚火引起的，茶场老板说：“既然是虚火，怎么吃了很多补药也没好？”桥下医生说：“你这不单有虚，还有急。人吃煎炸会上火，生气会上火，着急会上火，喝酒会上火，劳累过度虚了也会上火。这么多火，得找一个出处。”老板说：“出处在哪里呢？”桥下医生说：“等我看完这几十例患者，我带你到江边走走。所谓远来是客，你那么大老远来应该学点真东西。”

桥下医生教他在江边打赤脚，说：“你这个病比较复杂，一天要走五个小时。你先在旅馆住三天看看效果。”结果，第二天晚上他就感觉牙齿不痛了，第三天就完全好了。桥下医生只教他在药店抓些薄荷跟甘草泡水喝而已。他弄不明白，是这仙方灵药效果好，还是打赤脚治好的？

桥下医生好像早就料到他会一头雾水，便说：“大道至简，知易行难。我劝那么多人打赤脚，他们都当面点头说好，随后却忘掉了。倒是你们外地过来求医的人，心诚意切，专心锻炼，好得快。诚则灵！

世上的经书，常常被外地人取走了。像印度的佛经，给远隔千万里大唐高僧用十八年的时间取走。中国的针灸穴位书籍，让漂洋过海的日本人历经千辛万苦取回日本去发扬光大。赤脚好像是小道，可是他每走一下，都是痛在脚下，呼吸下纳，气沉丹田，比穿鞋走那种引气归元的效果大得多。”

你这牙痛就是阴虚阳亢证，又叫阴虚火旺。打赤脚能够让阴阳调和百病消。从这个角度来看，你就知道我推崇打赤脚的道理了。

云南的茶老板千恩万谢，在家乡给桥下医生寄来一百斤的普洱茶，报恩报德。桥下医生自己很少喝普洱茶，乃说：“喝茶虽然是快乐的，可是跟赤脚比起来，那是没得比的。”

30 ▶ 赤脚治便秘

陂头村有位拄拐老人，他常年便秘，已经试过不下五十种治便秘的药，没有一种能根治的。他早上晨起活动时，发现桥下聚了一批人，也好奇凑过去，看到有人在那里看病把脉，讲的话语简练深刻，交代的医嘱有理有据，旁边跟随的弟子抄方也是又快又准。

看到这个阵容，老人家也上去排队，在最后面看。老人家说：“我试过几十种药，都没治好自己的便秘。”桥下医生说：“如果不是开你家门的钥匙，配一千副钥匙又有什么用呢？”老人听了觉得很在理，便听从桥下医生讲的，打赤脚去踩石头，回家用几片大黄泡温水洗脚泡脚。

谁知，这抱着试一试的心态，才坚持一个月，居然彻底将便秘治好。最后，老人家奇迹般将拐杖丢了，便秘治好了，腿脚都是劲。打赤脚练好

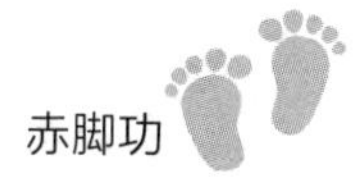

了以后，走路更稳。所谓走得崎岖路，便是平坦途。

习惯打赤脚走，人的脚底握力、抓地力是更强的，他成功将拐杖丢掉了。老人家的熟人没有不惊讶的，问老人如何将拐杖丢弃。老人心里像吃甜瓜那样，见人就讲一声好话，甚至带了很多人来找医生。他说："这个桥下医生，他不是医生。因为他不是在医人的病，他是在改人的命。他将一种吃苦锻炼、坚持勇敢的精神融入到赤脚里头，教大众晨训晚练，持恒不断。"

这位老先生对桥下医生的评价是比较中肯的。

31 ▶ 不怕病，就怕懒

有一位坐轮椅的瘫痪患者，他是被人抬着去找桥下医生的。刀闲生锈，人闲生病！

桥下医生认为，天底下哪有什么废人？就像在铸钢厂里没有废铁一说，因为只要火候足够，所有废铁重铸以后都会变成好钢。只是，每一块废铁都想成为好钢，却畏惧猛火，怕锻炼之苦。一个人，他不在猛火锻炼中升华，就会像铁一样在水边潮湿的地方生锈、腐化。

这例已经难倒无数医生的瘫痪患者，桥下医生只看了一眼，便笑着说："你早应该站起来了，治疗这个轮椅上的瘫痪跟治疗感冒一样容易。"大家都认为桥下医生口出狂言，桥下医生也笑了笑，说："不怕病，就怕懒。想动，就要努力运动，锻炼！"

然后，让他们家人去买护膝跟护手，每天到江边来练习爬行。桥下医生说："脱胎换骨是要付出代价的。你不出几身汗水，谁能救得了你？我治病没收你们的钱，可是你们如果听不进我的良言，那么你们以后也别来刘屋桥见我。"

这一例瘫痪患者，经过一个月的爬行训练，成功站了起来并甩掉轮椅，换成了拐杖；又经过三个月训练，桥下医生教他天天下蹲，并且讲这是他从武当山学来的。

武当山祖师爷张三丰讲过一句话，这句话在掌门祖师爷之间口口相传："蒙师教我一段功，气从脚底往上冲。"可是气究竟怎么冲，许多人就搞不明白了。张三丰在武当山练功的时候，他是山上山下赤脚来回冲，人称陆地神仙，他走到别人身边，别人毫无知觉，是真的走如风。

而打赤脚，蹲在砂石地上面，他的小腿跟大腿会越来越有力量。力量越足，他站得越稳，走得越顺。这位瘫痪老人最后连拐杖都丢掉了。他讲了一句话："我一辈子没怎么服过人，我只服桥下医生。"

32 ▶脚气病

营盘村有一位脚气病极其严重的人，脚部皮肤溃烂，发出臭浊味，人皆远之。四处拿外敷药，用药的时候，病情缓和一点，一停药就复发。治了几年都没将病根治，一家人都非常苦恼。

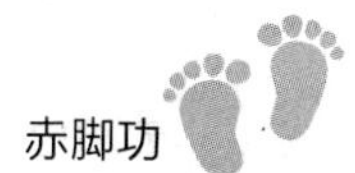

有一天，听村寨人讲，五经富有个桥下医生，每天早上讲课、带徒、看病，分文不取，却拥有极好的的口碑、大量的案例。溺水之人一根稻草都会死死抓住，病苦之人不敢错过一个好方法，他第二天一大清早就到桥下等。人的行动力如果有求医问药的急迫，世上万事都能做得成。《易经》中风雷为益卦，是指风雷果断，快速，就有益！

桥下医生只跟他讲了三句话：“第一，脚气容易治；第二，天天要赤脚；第三，饮食要清淡。”

他就愣在那里，说：“我来找医生开药的，你怎么不给我开药？”桥下医生说：“如果赤脚都能治好病，锻炼能够强壮身体，干嘛非要吃药呢？”他听完后也觉得有道理，每天吃完饭后打赤脚上鸡笼山。刚开始要用两个小时，后来越走越轻快，一个小时就可以来回。一个月下来，脚下所有溃烂自动愈合，臭浊之气一点都闻不到了。

连卫生站的医生听到这个脚气病被治好了，都惊讶地前来看是什么秘方有这等威力，这位乡民便说：“桥下医生只教我打赤脚，没有秘方。”大家再次不可思议，桥下医生了不得，不单义诊还为患者省钱。

从此五经富都传说，营盘村多年脚气病，按桥下医生的方法，赤脚行走数月痊愈。

33 ▶口臭

洪竹围村有个小伙子做餐馆生意，常要熬夜，他得了一个顽固的病——口臭，跟他对面讲话都受不了，最后家人都跟他分桌吃饭，无论丰顺、揭阳、河婆，打听到有名气的医生就去看病拿药，但治来治去，这口臭一直都没有好。

他有一次做菜，听一个客人讲："你们五经富有个桥下医生，名气大得很，他究竟是什么来头？"这位小伙子心想，五经富有名医，我怎么会不知道？于是回家一问，才知道这个桥下医生在龙山的寺庙里写了三年书，中医类的书籍不单在北京出版，大为畅销，还被评为全国年度好书。

后来他功成名遂身退，回到家乡，想为家乡做点事、尽点力，就在刘屋桥底下山清水秀的地方帮有需要的患者义诊，教前来的学生学习保健养生。最多的时候，五经富每家旅馆住的都有他的学生，有些旅馆还爆满。他自己出钱租了几十套房子给外来学生、患者、贫苦之人居住。他做出一个大胆的行为，给前来学习的学生包吃包住包学，所以学生们对他非常尊重，为了表示这种尊重，不少学生听课都是蹲着，甚至半跪着，以示虔诚，而且不停地记笔记！

这位口臭的小伙子，听说有这等奇人，第一时间来到桥下，发现天还没亮，已有几十人在桥下，有的等着看病，有的拿着《中医经典要文便读》在读诵，桥下医生骑着一辆自行车到桥下后，便坐在石头桌前，开始讲《轻松学中医》，几十人听得如痴如醉，一个小时很快就过去了。

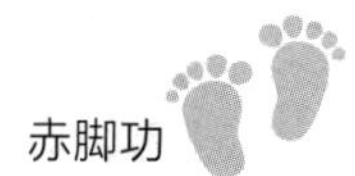

然后患者自动排队，桥下医生双手切脉，一边一个，左右还有专门抄方的弟子，奋笔疾书，字写得又快又好看，不到半小时桥下医生就看完了几十人。桥下医生还常交代“不惜元气，服药无益”“三分治，七分练”“吃药不练功，还是一场空”，练什么功？赤脚功。若要身体好，赤脚满地跑。

许多来这里看病的都是别的地方反复治不好的患者，所以他们特别听桥下医生的话。口臭的小伙一坐下来，桥下医生就说：“你口臭多久了？”小伙说：“三年。”桥下医生问：“是不是自从熬夜以后就加重？”小伙点点头。桥下医生说：“你拿这三味药去泡茶，藿香、佩兰、薄荷，各五克，像泡方便面那样，热水倒下去，盖子一盖，闷个十分钟就可以喝了。”

小伙说：“就这么简单？”桥下医生说：“还有两点，做到了，你这个病从此就与你没关系了。第一不要熬夜；第二天天赤脚走七公里，最好是坎坷的山路，砂石密布，越扎脚效果越好。”

这个小伙子想不到，开了一个月的药，还不到三十块钱。他依照桥下医生所讲去做，才七天，口臭就没了。他所有的朋友都来祝贺他，之前家里要分开吃饭，现在也能共一桌吃饭了。

这个经典的案例让五经富的桥下医生名气更大。整个村的疑难杂症都冲着桥下过来，桥下医生说：“口臭就是浊阴不降，打赤脚就能降浊阴。”

34 ▶赤足壮腰膝

北山中学有一位退休教师，得了膝关节炎，上楼梯既要扶着膝盖，也要手抓扶手。他一想到自己作为人民教师，奋斗几十年，竟然落下一身病，就唉声叹气。

有次他早晨出去买菜，听到一个菜农说，他的脚痛就是在桥下医生那里治好的。这位教师马上来了精神，问桥下医生的情况，菜农跟他讲："一定要早上六点钟去，因为他讲完课就开始看病，他一旦起身以后，就不再为别人看病，就要等第二天。而且那些不听医嘱的患者，他就不会再帮他看第二次病了。"

这位退休老教师听后，也觉得在理，毕竟请师从师嘛，明理的知识分子都懂得这个道理，相信一个医生或老师，就按照他的话去做吧。

当老教师面对桥下医生时，惊叹这么年轻就带百十弟子，只见旁边的弟子笑笑说："我们老师全国各地的粉丝有几十万，比五经富小镇人口还要多，在喜马拉雅播放量，每日播放量常达十万。老师是一个坐在五经富，影响到广东乃至全中国的人。"

这位老教师倒吸了一口凉气，也不知道这是豪言壮语还是有水分的吹牛皮，他心想："客家人讲，捡有狗屎讲有话，就是一个人真有料，大家才肯定他的话，不然再多的粉丝也是泡沫，"尿泡虽大无斤两，秤砣虽小压千斤。

桥下医生听说这是北山中学的退休教师，便说："我便是北山中学的

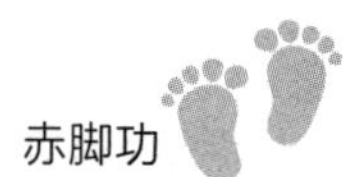

学生，北山中学是我的母校，我母校的老师就是我的老师，我会把老师膝盖治好的。我们不能够让为人民奉献的老师到年老之后还受病痛之苦。”

于是桥下医生教他服用杞菊地黄丸，这个地黄丸能补肝血、明眼目、壮腰膝。然后让这位老教师提着鞋打赤脚，在江边晒热的石头路上走路。这位老教师一生很少赤脚走路，桥下医生说：“越是没有赤脚走路、越怕痛的人，一旦习惯赤脚，身体就越好。就像在学校里，倒数的学生，他一旦奋发向上，他的进步空间是最大的。”

这一番讲论让老教师笑逐颜开，果然，半个月下来，老教师发现膝盖不嗒嗒作响了，走路也不用扶膝盖了；一个月下来，上楼梯居然可以不扶楼梯扶手了，再打赤脚一个月下，五楼一鼓作气就上去，膝盖也恢复年轻时的感觉。这下老教师终于相信了，想不到有水平的医生，他不单帮你治好病，还帮你省了钱。

整个膝盖痛，从痛到要拄拐杖到最后完全治好、步履轻健，花了不到一百块钱。这位老教师对桥下医生说：“我也看了不少医生，能让我点头佩服的不多，你算一个。”

35 记者来访

揭阳有一位报社记者，他听说五经富有一个桥下医生，义诊多年口碑响彻省外甚至国外了。这位记者一直要舟车劳顿、四处走访、采集新闻、伏案书写，虽然正值中年，却是多病缠身，比如眼睛常红肿，三五天就要点掉一瓶眼药水，还有失眠，以及每个月都会出现的口腔溃疡，还有紧张的时候胃也会痛，还有颈椎僵硬，总之亚健康的毛病一大堆。

他来的时候没有自报身份是记者，因为作为记者，他要亲自深入民间，贴身走访，才能得到真实的信息。

桥下医生一看他两只手软绵绵，便讲：“手掌软绵绵，一生不动刀和镰，你是文职工作者。”记者一愣，笑着说：“先生还会看相。”“什么都不会，只是一点经验罢了。你这眼睛啊，失眠啊，口苦咽干，还有颈椎僵硬等等，其实都是疲劳过度，身体透支，没有充分放松。”

记者问：“那怎么办？”桥下医生说：“简单，你去买小柴胡冲剂和通脉胶囊，两个一起吃，然后天天到公园按摩打赤脚，必须要到扎脚的地方走一个小时，一个月以后你就知道好处了。”

这位记者很惊讶，在大医院光是做检查就得要好几天，怎么桥下医生只用三十秒就交代完这些东西？对于向来谨慎采访写作的记者而言，他第一感想就是，桥下医生这样看病会不会太草率了？

桥下医生看出他的心思，说：“如果我讲的话你听不进去，或者半信半疑，你才叫做草率。医生有点像老师，布置作业，患者就像学生接到作业了，这时回到家里要努力去完成，这样学业才会有进步和提升。”这种医嘱作业论彻底点醒了记者！

这位记者惊叹不已，他第一次听到这种医嘱作业论。桥下医生笑着说：“这不是我个人独创的，五经富百千年来就有这样的教法，把最尊重的人称为先生，就是先我而生，就是先贤先辈可以生养我的智慧，生养我的身体，生养我的心灵。”

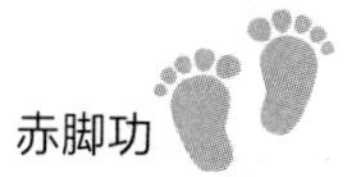

五经富把请医生叫做请先生，把拜老师当作拜先生，现在人把先生的地位下降了，把丈夫称为先生，先生的义贬值了。这位记者听后脑洞大开，幡然醒悟，想到反正也不碍事，回去的时候就按桥下医生讲，每天锻炼一个小时，再服小柴胡颗粒跟通脉胶囊，结果不到一个月，他的眼睛既不红肿也不干涩了，眼药水一滴都不用点，颈椎也不僵硬了，口腔溃疡也好了，就连睡觉都是这几年以来最香的。

这位记者马上带来了采访的设备，想要为桥下医生做个专访栏目，桥下医生笑着说："时机未到。"记者问："什么时候时机才算到了呢？"桥下医生说："桃李满天下的时候也不迟。"

记者心中不禁想，多少人出钱请人做广告，桥下医生却对送上门的报道推辞延后。记者不解地问："为什么你会拒绝红呢？"桥下医生指着火柴盒说："这个火柴有个奇怪现象，一味灰黑尚有骨，十分红火便成灰。太红火了，做学问的时间没了，专心带徒的闲情逸致也没了。平时要写写作、读读书、耕耕田的时间更没了。"

后来记者才知道桥下医生很不简单，原来中国的中医名校都抛来橄榄枝，请他去执鞭教学、临证带徒，著名出版社请他去任职，桥下医生都以水平不够为由，暂时推辞拒绝。

在这乡野，鸡犬之声相闻的地方，才能看到萤火虫、蝴蝶、蜜蜂，每天听到鸟叫，而且还隐藏着这样的人。中国之大，无奇不有！记者不禁啧啧称奇感叹。

36 ▶ 赤脚野蛮体魄

揭西有个重点学校叫宝塔学校，是揭西尖子生们梦寐以求的地方，因为这个学校师资雄厚，专车接送，纪律严明，采取军事化管理。孩子们很容易学进去东西，但也由于竞争激烈，有些身体弱的孩子，在压力之下很容易生病。

有一个孩子就患了神经衰弱，一旦注意力集中，整个人就很难受，拿起书本也读不进，后来连饭都吃不下。父母赶紧向学校请假，来来去去医了几个月也没医好。

有次偶然听到桥下有一个神医，便试着来听取些建议。桥下医生说："女孩子就是专走文明精神这条路子，没有走野蛮体魄这条路子，你要知道，鸟有两个翅膀才能飞得起，车有两个轮才可以转，人有一双脚才可以走，孩子的学习要重视，身体更要重视。伟大的毛主席讲过，读书是重要的学习，强身健体是更重要的学习。主席曾经赤脚跑到山上去，甚至淋雨都不惧，他还赤脚到江里去游泳。"

孩子的父母问要怎么办，桥下医生说："这样吧。我每天都在这里铺石头路，早上你的孩子也闲着无事，过来跟我一起搬石头铺路。再买一点谷维素吃一吃，放松一下身心。"

奇怪，孩子吃了不少名贵的药都没治好病，桥下医生建议吃这种几块钱一瓶的维生素加上搬石头赤脚早起锻炼，才半个月，孩子神经衰弱完全好了，变得龙精虎猛，活蹦乱跳，吃嘛嘛香。

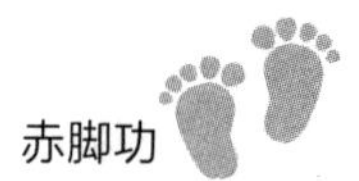

孩子的父母来桥下千恩万谢，并且发出肺腑之言：“我们以前认为神医就是开出神药的医生，现在我们认为神医一定是懂得让患者锻炼身体、自强不息，从而创造出奇迹。”

从此桥下医生接诊了不少学校里因压力大、身体差的学生，他统统都用这个方法，治好了大部分人。甚至不少孩子都亲自来到桥下跪下去拜谢救命之恩，还要拜桥下医生为义父、恩师，桥下医生摇手一一拒绝说：“你们身体强大起来，医生只占了三分作用，你们勇敢地赤脚，挥汗如雨的努力占到七分力量。”

大家从此都知道，桥下医生非常擅长治疗这些奇难怪病，特别是越走投无路、越言听计从的，桥下医生就越有把握。普通医生都害怕恶病，桥下医生说：“中医是看人，不是看病，我们只害怕不诚心的人。”

37 ▶赤脚新生

某天，有一位失恋想不开的少女，她头发凌乱，满脸泪水，精神萎靡不振，想要在江边投河。这一幕让铺石头的桥下医生看到了，只听桥下医生口中讲了一句话：“大千世界，无挂无碍，自去自来，自由自在。要生便生，莫找替代。”

这位女孩猛然惊醒，问：“你是谁啊？”桥下医生说：“我就是个铺石头的医生。”女孩子说：“你是医生那你会治病吗？”桥下医生说：“如

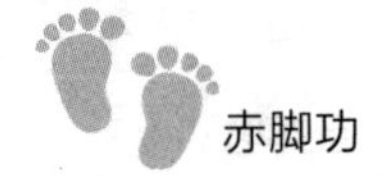

果医生不会治病，那他不就叫医生了？”女孩子说：“那你能帮我治病吗？”桥下医生说：“你没看到我在铺路吗？你看我手指甲都铺平了，如果你能帮我早点将路铺好，我就帮你治病。”

女孩子听了也觉得有理，便拿蛇皮袋去装石头，刚开始她是穿着鞋的，桥下医生说：“多可惜啊，那些大富翁赚到大钱，到夏威夷海滩度假，巴不得将鞋脱了，那可是人生极高的享受。我们家乡五经富龙江边的环境也不输于夏威夷啊。”

女孩听了也觉得言之有理，于是把鞋子脱了。她一踩地面砂石，就感受到了一股久违的欢喜，从头到脚都放松了。这样半个月下来，一条石头路终于铺好了。《道德经》曰：“慎终如始，则无败事！”女孩子说：“医生，你帮我看病吧。”桥下医生说：“你现在能吃能睡能跑，还能搬石头，说你有病谁相信呢？”女孩子才幡然醒悟，这半个多月赤脚搬石头，脚被扎痛，手又使劲用力，完全忘记了不开心的事，身体晒得黝黑，精神也振作了，完全不像有病的人。

桥下医生这才讲了一段话说：“人会不开心，郁闷烦躁，是因为他不坚强，吃药不能帮到他，但是汗水可以帮到他。你每天搬石头锻炼了臂力，抠石头锻炼了爪劲，脚被石头扎了，咬牙挺一挺，锻炼了勇气，而且越搬越多，骨头就更坚固；继续没完没了地搬，体力就更绵长，甚至还天天坚持来，魄力也日日长。真是汗出一身轻！大风先倒根浅树，大风来的时候，弱小的枝条总是先被吹断，世间那些倒霉的逆境就像大风一样，脆弱的人总是先倒下。我们没有能力去预知所有的逆境跟大风，但是我们却有把握将我们的身体练得更强壮、更有劲，中医叫‘正气存内，邪不可干’。”

女孩听了豁然开朗，说了谢谢。然后桥下医生又叫人在桥下找一块石

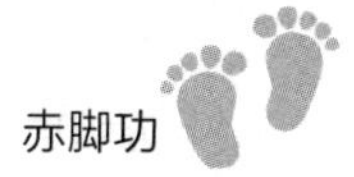

板，在石板上写了一段话：

花开花落，时去时来。
福方慰眼，祸已成胎。
得何足慕，失何足哀。
得失在彼，任凭天裁啊！
吉庆何在，强壮自来。
何知病坏，全因堕败。
自强不息，好运自来！
正气存内，不染病灾！

38 ▶ 赤脚顺气平嗝逆

二村有一位虔诚的佛门居士，她经常去黄龙寺做义工，是个好心的阿婆，也经常赞叹桥下医生为大众铺健康路的举动。

有一次，她在参加一场法会以后，劳累加上吃得过饱，老是打嗝，她以为第二天会转好，谁知，三天了都好不了，她马上想起桥下医生。

桥下医生知道这是一位善人，经常读诵《百岁修行经》，马上叫他的学生帮老人家揉按合谷、太冲。揉揉按按，病去一半。这合谷太冲为四关穴，是人体手足四肢最关键的穴位。

在上古时期，人的太冲穴决定了能不能躲避危险，因为危险降临，全凭两条腿的巨大冲力。合谷决定了人能不能抓取到食物，因此，它还有一个很威武的名字叫虎口，虎口有力，才可获食物，撕咬力大，身体就强壮，虎口合谷的穴位，是人体消化力的体现。

揉按完以后，老阿婆打嗝已经减轻了一半，桥下医生便叫她尝试打赤脚到石头路上走走，她将注意力放在脚下，才走半个小时就不打嗝了。她惊讶地说："神医啊神医，没吃药就治好了病。"桥下医生说："千万别讲太大声，你这个就是气不顺，哪有什么病。打赤脚降浊顺气，打嗝自愈。"

桥下医生教了不少吃饭着急打嗝的人，一放松去打赤脚，打嗝就好了。虽然打嗝是小病，但也让人很不好受，懂得赤脚大步走，转移了注意力，神经也放松了，打嗝也就消了。

因此，桥下医生认为赤脚功是放松的功法，任何病，无论轻重缓急，他只要是人，他就需要放松；任何人，无论劳累紧张，他只要在环境好的地方把鞋脱了，赤脚走一阵子，就会有愉悦的感受，如果想将愉悦的感受延长，就要将打赤脚当成练功夫来坚持。

人不穿鞋走路叫做打赤脚，而他能够坚持专门往崎岖、扎脚的地方去踩练，这就叫赤脚功。一时心血来潮的赤脚效果有限，长久稳定坚持赤脚，反复地锻炼，就叫练赤脚功。

总之，走尽崎岖路，便是坦荡途！

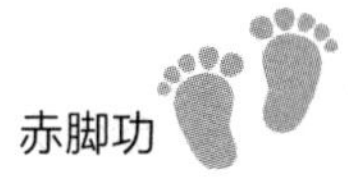

39 ▶ 老塾师的故事

桥下医生原本是中医药大学的研究生，写了一批中医普及的畅销书籍，广受中医爱好者的喜爱。他跟曾三明是好朋友，曾三明常跟他讲起一行师父这位老私塾师的故事，老塾师一生传奇的经历让人钦佩不已。老塾师可以为法忘躯，为众忘己，为了去少林寺“取经”，专修一样赤脚功，哪怕万水千山，风雨寒暑都不畏惧。

取到赤脚功法后，为了把它传播给大众，他就在当地私塾任教，教孩子。那些顽童在他的私塾中都变得更有正气，身体变得更强壮。老塾师常唱郑板桥的《私塾歌》：

老书生，白屋中；说唐虞，道古风。
许多后辈高科中，门前仆从雄如虎，
陌上旌旗去似龙，一朝势落成春梦，
倒不如蓬门僻巷，教几个小小蒙童。

这首歌写尽了一位塾师的心声。人生要过很多关，从小到大的健康关，成长以后的读书关，读书以后的事业关，成家以后的家庭关，当然还有养老关以及“位高权重”的财务关，还有人生意外的祸福关。

老先生看透了这些，于是便把心力放在少年的教学上。三明说：“老先生常引《黄帝内经》‘急则治其标，缓则治其本’。一个人生病着急时就会到处找医生，等病情稳定了，常常又在声色犬马的应酬中消耗

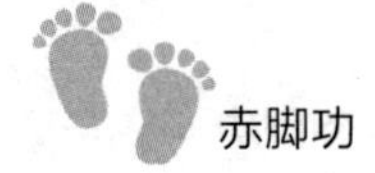

精神，完全忘了保惜元气、修养身心的道理。而赤脚功就是缓则治其本的方法。”

有一位大学教授，坐车回家乡受了寒，颈部僵硬，医院检查是颈椎长了骨刺，吃了两个月的药也没有好。一行先生教他打赤脚并大力地跺脚。一天、两天、三天……颈僵像抽丝剥茧那样，一点点地缓解。所谓效不更方，看到有效果就不要轻易改变方向。

经过一个月的跺脚，颈椎灵活，不僵硬了，医院检查颈椎骨刺消失了，这样一个知识分子，感觉很不可思议。他便带着疑惑问一行老先生，老先生说：“物理学有一个叫振荡原理的，毛巾上面有灰尘，拍它它会掉落，叫抖落，人身体里血脉、骨头上面的赘生物，如同身体内脏的灰尘，通过赤脚、跺脚，这些病理产物会渐渐脱离，然后被血液循环带走。”

大学教授听了后不禁佩服私塾老先生的这种解释，他从此坚持练赤脚、跺脚功，身体不仅少了病痛，还多了强壮。

然后他还写了感谢此生遇上赤脚功的文章，文中写道：“我是赤脚功法受益者，虽然赤脚练习痛在脚底，却好在身体。我的颈椎病因此而好，是小惊喜；我的其他老毛病，肝囊肿、肾结石都因此而好了，这是更大的惊喜。作为一个赤脚功的受益者，如果受人恩惠，却又不能广泛地去传颂，这在我们中国的教育里会被认为是忘恩负义之人，我不敢做忘恩负义之徒，所以一定要写信将我的切身体验公开。但愿世人少病少痛，健康长寿。”

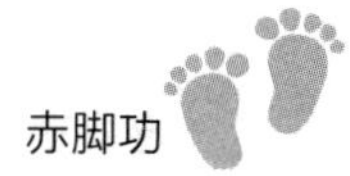

40 ▶ 类风湿——不死癌症

桥下医生跟三明商量，赤脚功如此接地气的自然疗法，它应该走向世界，服务人类。无数人受益于赤脚功，但是受益还不够深，因为大多数人没有将赤脚上升到功法来锻炼，也没有系统的练习方法。

赤脚功是很重视信心以及行持的，你对这功法不了解，就不会燃起坚固的信心，便会三天打鱼两天晒网。所以写文章介绍赤脚功的理论与案例，极为重要。还有收集那些受益者验案，也会让赤脚功锦上添花。

譬如大洋一位茶农因长期劳累，沐风淋雨，得了严重的类风湿关节炎，关节变形，痛得每天以泪洗面，即使丰衣足食也不开心，三餐香喷喷，他却味同嚼蜡。他看过很多医生都无济于事，直到找到桥下医生，告诉他："大洋是个山清水秀的地方，是旅游的圣地、养生的摇篮，你们已经生在福地洞天了。"茶农却苦着脸说："我们上面经常都是云雾，美是很美，可湿气重，而且炒茶也是拼命的活，采茶季节一到来，人就别想睡觉。我们几十年下来是赚到钱建了房子，可是却累坏了身体。"

桥下医生说："不少人住了洋房别墅，他的心却是酸的，身体是苦的。"然后桥下医生教他天气好时去打赤脚，茶农说："我也打赤脚啊。"桥下医生说："普通人打赤脚就是东晃西晃，真正的赤脚功要专挑崎岖、粗硬的地方去走，要享受这种扎脚的痛苦，将锻炼当作游戏，把吃苦当作吃补，而且要使劲地跺下去，这是一行禅师跺脚金刚腿的秘密。"

结果，这位茶农经过三个月的赤脚练习，居然出现了奇迹，体内的湿气化作汗发散出去，心旷神怡，筋骨酸痛感也消去。他高兴地到桥下报喜说："医生，我很少碰到奇迹，这次遇到了。如今晚上能睡好觉，关节痛也减少了大半。"

类风湿关节炎，又叫不死癌症，那种痛入骨髓的感觉，时常比死还难受。如今练赤脚功，让他摆脱了病魔的掌心。茶农满怀感恩地说："得此赤脚功，愿意后半生做赤脚功的门徒，追随并传播，将赤脚功带给更多迷途苦痛的人。"

41 ▶ 赤脚起沉疴

收集案例是考验文书的功夫，言之无文，行之不远。没有文书充分记录，再好的方法也会像雁过长空不留影。大洋有另外一个茶农，他开车到五经富来卖茶叶，有一次翻车了，性命捡回来了，可是一只手却不听使唤，过去麻痹不能动摇。来回治了几个月，最后确定为"废手"。

这种车祸后遗症，是经络气机阻滞，血脉受损而致。传说疑难杂病找桥下，就是桥下医生时常会出一些奇招妙法，让一些山重水复的病人能够柳暗花明。他慕名来到桥下，桥下医生叫他不要太关注自己的废手，要多去练自己的双腿。

茶农就奇怪了，我来治手你让我练腿。桥下医生说："人的手脚都是自己的，四肢好比是自己的四个儿子，虽有长幼上下，但都是一家亲。假

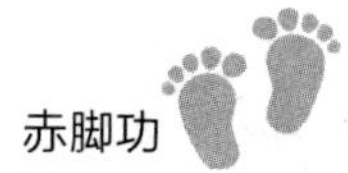

如你有四个儿子，一个儿子呆傻愚笨不争气，其他三个聪明伶俐，你是把他们三个培养成才，还是在这一个孩子身上愁眉苦脸呢？”

真是一语惊醒梦中人，家里有四个孩子，不怕一个孩子赚不到钱，只要其他三个有出息，这个家庭也一定有滋有味。只要一双脚跟另外一只手气血充足，你这条废了的手也会受到气血的补助，进而渐渐强壮起来。

我们要关注健壮，而不是伤心疾患。我们要让优秀的部位变得更优秀，而不是对着劣势的部位以泪洗面。桥下医生这样一解释，茶农豁然开朗，从此不关注废手，就去打赤脚、跺脚、踢腿，天天练三个小时，甚至使劲猛踢，踢得一身大汗，通体舒泰，其乐无穷，那种感觉比喝了春茶还甘甜，比去旅游还舒服。

所谓有意摘花花不开，无心插柳柳成荫。想不到无心去练习废手，强壮了双脚以后，他废手的知觉居然恢复了。茶农比中了彩票还高兴，他对赤脚功的锻炼更是痴迷、如获至宝，他的家里挂满了脚底反射图，原来脚底有全身反射区，脚底板练强壮了，就等于强壮了五脏六腑。

大半年过去，他的手恢复得像正常时一样，还比以前更有力量，茶农感慨地说：“我一生很少佩服人，那位桥下医生，我要顶礼膜拜他，我是真心佩服，他讲的道理让我开窍，他教的方法让我脱离了苦海。如果不是他，我可能会消沉，真的变为废人。”

从废手不听使唤，到得心应手，茶农用了半年时间锻炼，可见好的方法，如果没有毅力去坚持，恐怕也会跟他的硕果失之交臂。

后来桥下医生凭借这番论述，写了医学论文，认为这是中医整体观的体现，一荣俱荣，一损俱损，像左手伤的人，右手练习举重，他左手会好得更好。上半身有病的人，多去踢腿打赤脚，将下半身练强壮，会增加上半身的抵抗力，从而达到减轻疾病的效果。

在《黄帝内经》就有这样的理论：即“上病下治，下病上治，左病右治，右病左治，内病外治，外病内治。”

42 ▶ 医家功夫在医外

石印村有一个小孩子，面黄肌瘦，长期喝冰水，他父母找到桥下医生，桥下医生笑着说：“怎么还有这么不明事理的父母？冰冻断人种，烧烤毁人容，这些养生的基本道理都不懂，长期喝冰水是养生误区。错误的认知常常比无知更可怕。”

后来，桥下医生因此还出了一本书，叫《万病之源》，专门为患者纠偏，在观念源头上改正，疾病不攻自破，如同拔草，直拔其根。

父母焦急地说：“这个孩子怎么办？”桥下医生说：“孩子这情况叫‘冻底’，他的底子被冰冻住了，你看他的脚趾，都不像常人那样叉得开，这是长期冷缩的现像。照这样下去，长期发育不良，生殖功能都会有障碍。”

家里人急切地问能做什么，桥下医生说：“四个字：断冰向阳。除了这四个字，没有更好的方法了。断除吃冷饮的习惯，要在阳光下打赤脚，使劲跺脚，摩擦生热，消融冰寒。”桥下医生不给他开药，并且说：“先练三个月，非诚勿扰。如果你没诚意，下次别来桥下。”

结果三个月下来，孩子完全变了样，原本像瘦枝黄叶那样，结果变为

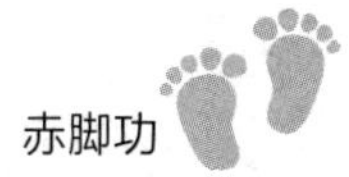

雄枝茂叶，面色红扑扑。原本来的时候反应迟钝，经过三个月脱胎换骨的赤脚功后，身体敏捷、声音响亮，从此彻底摆脱病弱的体质。《黄帝内经》有这样一种说法叫“不服药的中医”，就是大家要在草药以外去认识中医，它的领域更广。因为传统中医有十种，针医、艾医、药医、按摩医、食养医、气功医、运动医、心医、练医等等，只要能够让病苦断除，疾患减少的方法，都属于中医的范畴。

常人狭隘地把“医”理解为吃药打针，张仲景却说：“导引吐纳，运动肢节，点按穴位，调整呼吸，稳定情绪都是重要的医。”

43 抗癌四宝

桥下医生传播的赤脚功，引起了一些癌症患者的关注。在游戏世界里，打完一些小兵，就会引来一些大怪。桥下医生没有因为癌症而逃避放弃，只要虔诚来请教的，他都倾囊相授。比如有个胃癌晚期患者，一点食欲都没有，还经常恐惧害怕，面色惨白，天天都是生死的煎熬。

桥下医生跟他讲：“被病吓倒不如去吓病。”可如何去吓病？桥下医生说：“在原始社会，那些土著人，一个人力量小，碰到一些野兽，他会用两种方法来壮声威，第一种就是跺脚拍手，发出‘哈’‘哈’的叫声，野兽听到了以为阵容很大，撒腿就跑。第二种是点燃火把，火能带来温暖、阳光、力量和希望，几乎所有动物都怕火。”

然后桥下医生教他把病魔看作是猛兽，一方面赤脚、跺脚，一定要去空气好的江边，而且在太阳晒热的石头上面走。空气好的江边，会让身体愉悦，因为癌细胞是厌氧细胞，人一到空气好的地方，大量地呼吸、跺脚，身体正常细胞就会很快乐，癌细胞也会减少！

第二，平时买个艾灸盒点燃艾条，艾灸关元、气海，这样拍掌、跺脚的力量会更深。元气足，百症除！

想不到，简短的交流，改变了患者未来的人生。他刚开始练就有了胃口，后来配合喝小米粥等食疗法，居然成功悬崖勒马，转危为安，癌细胞停止扩散了，他也获得更多欢喜、信心、力量。

他便将这种赤脚疗法配合拍手、艾灸以及食疗喝小米粥的综合疗法，称为“抗癌四宝”，在患者圈里传播广，受益人群多。这是一例带病延年的案例，也奠定了未来桥下医生专门开办赤脚功训练班以及赤脚山庄、养生园的基础。

自然疗法的前景无量！

44 赤脚驱寒

揭西钱坑有个揭西国学馆，教小孩子传统文化，知书达理、背诵经典。馆内有个女孩，冬天手脚冰凉，穿两层袜子都不能御寒，经期疼痛，万念俱灰。当她找到桥下医生时，桥下医生说：“什么能够带来热，你就向往什么。”

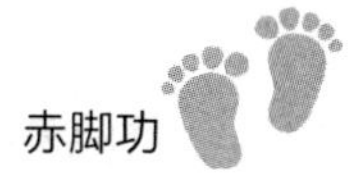

女孩也对答如流，说："阳光啊，生姜啊，火把啊，艾条啊，可是这些我都用过。"桥下医生笑着说："你还漏了一样。你试着把双手摩擦，摩得快一点。"只见冰凉的手才摩擦三分钟就热了。桥下医生说："摩擦能生热，这是基本的物理常识。手冷你就赤手摩擦拍打，脚冷你就在太阳晒热的石头路上，赤脚走路摩擦生热。"

女孩豁然开朗，看了这么多医生，第一次被医生嘱托靠锻炼来驱逐寒冷。医生跟她讲了一个案例，她毕生记忆深刻。两乞丐，一个吃饱喝足，穿着大衣，在桥洞开心地睡，外面却下着大雪。另一个衣服单薄，饭也没有吃饱，恐惧不安，觉得大雪铺天盖地，恐怕见不到明天的太阳，他不敢睡，冻得瑟瑟发抖。他就站起来边走边搓手，跺着脚在桥洞来回走，走到了天亮。

结果那位睡着的乞丐冻死了，他却活着。可见中医讲的动则生阳，人不能因为手脚冰凉、环境寒凉就坐以待毙，应该站起来、动起来；动一动，少生一病痛，懒一懒，多喝药一碗。真让人生寒生冷的不全是冰饮空调，还有一个重要的原因是懒得动。人皆知形寒饮冷会伤寒，而懒动也会寒！

真是一语惊醒梦中人。女孩子多年的手脚冰凉，通过一个月的赤脚拍掌，完全脱胎换骨，彻底好了。以前冬天要穿两双袜子，现在一双都不用穿，恢复了年轻人应有的活力。

从此，赤脚医生在钱坑的揭西国学馆也小有名气，他通过接地气的自然疗法，让不少疑难杂病患者，不单去了病痛，还强壮了身体。

45 ▶ 国学馆讲课

国学馆有位老义工，他晚上常心悸、冒冷汗，血压也偏低，还有气喘。他们一起商量要请桥下医生来馆中讲课，传授中医健康养生知识，答疑解惑。

桥下医生就将赤脚功搬上了讲台，对着百余人的讲堂开始了他的汇报演讲。这位老义工听完后，勤习赤脚功，并且买来上好的龙眼肉泡水喝，可以宁心安神，十几年的老毛病居然一个月全练好，他见人就说不可思议，早知道这个赤脚法门，他这十多年不会如此受罪受苦，太感谢桥下医生的传道解惑了。

后来，国学馆还亲自派人，按照桥下医生的设计，在馆中铺石头路，专给有健康养生需要的人群赤脚按摩，康复身心，口碑还相当不错。

46 ▶ 皮肤病掐两头

钱坑还有一位司机，他常年脾气暴躁，有着严重的皮肤病，痒起来彻夜难眠。他听了桥下医生的课，急切地问桥下医生怎么办？桥下医生说："皮肤病要管住两头，一是嘴巴，二是脚。病从口入，毒从脚出。嘴巴吃的东

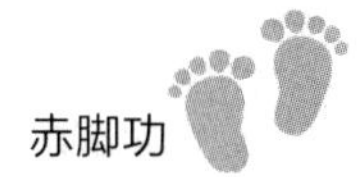

西要清淡，使身体血液清澈，没湿毒。你能坚持素食三个月，对你皮肤病会有很大好处。”

碰到一些疑难怪病，又是那种胡吃海塞的人，桥下医生建议：第一患者要素食，没办法做到的，那就少吃肉多吃菜，或者三餐里坚持晚餐素食；第二就是要多走路。这位司机经常开车，腿根本没怎么走，一个人腿的功能退化是病的开始。因为中医认为，肾主腰脚，腿的功能退化是腰脚根本元气退化的表现。所以越懒越不想走，就越衰老，越要迈开腿。管住嘴，迈开腿，力量来，症状退！

司机等着要开药，桥下医生说：“三个月后，你再来问这个开药问题。”结果，就通过践行桥下医生编的“管住嘴、迈开腿、少荤多素、赤脚走路”这几句养生顺口溜，仅两个月，这个司机十多年的皮肤瘙痒症就全部好了。

他特地从钱坑带了很多土特产，开几十公里的车来到五经富的大桥下，对桥下医生说：“神医啊，我这次来不是请你开方子的，是告诉你，我十多年的病好了。我现在高兴地难以用言辞来形容。”

桥下医生却淡淡地说：“病好了有什么了不起的？这并不值得多么高兴。人要长期练赤脚功，身体强壮了，风雨寒暑不侵，冬不炉夏不扇，这才值得开心啊。”这是真实的案例。靠赤脚脱胎换骨，当然也有桥下医生讲的忌嘴。

47 ▶每天锻炼一小时

桥下医生的名气越来越大，他的名声传到海陆丰去了，由客家地带传到潮汕地带。有一位政府官员，他长期头晕头痛，一处理文件，头就晕痛，根本不敢动脑。

当他找到桥下时，被眼前的景象震惊到了，在外面名气那么大的医生，怎么连一个正规的诊所都没有？就是桥底下几块石头跟一张桌子。他以为自己白来了，在他心中，一位高明的医生应该高贵，规格大，想不到桥下医生衣着朴素，还打着赤脚，跟着村民一起搬运石头、修路。

这位官员虽然感到不可思议，略带失望，但还是带上礼物茶叶来请教。原来，那些有教养的人，都知道求人不能白求，要有诚意，要有礼。即使没有厚礼，带上自家一两个鸡蛋，也算是心意。所谓千里送鹅毛，礼轻人意重。绝对不能两手空空。真求学求医的样子，就必须要隆重，这是真诚的态度。

桥下医生跟他讲说："你的头晕头痛是长期疲劳紧张造成的，不能动脑，西医叫神经衰弱，你是终日很多事情"压"向身体，身体却没有一个很好的疏泄方法。我现在跟你讲，头部压力脚下去，思想压力体力驱，心头情绪赤脚理。我这三句话是对能明事理的知识分子讲的，希望你那么远来不要忘记。"然后桥下医生叫他抄方的学生用笔写好三句话给他，又叫学生开了专治压力大、头晕头痛的天麻钩藤饮，这是平常医生都开得出来的汤方。

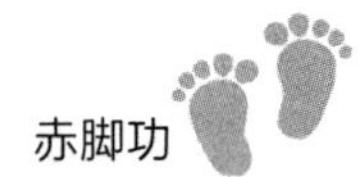

官员看了这汤方，也认为很普通。他也是久病成医，这些药他都吃过。桥下医生说："你是吃药，却没有赤脚，药疗跟功法疗结合，就像作战，武器先进重要，身躯的强悍也不能少。"

为什么武器好了还要军训练兵啊？药物好了，也要淬炼肉身啊！

官员听了这番话后，心开意解，引以为奇，回去尝试。大家认为这件事情就过去了，谁知三个月后的国庆节，桥下迎来了一车人，官员的亲人、朋友提着大包小包礼物来谢恩。他们说："回去一周，吃药加赤脚，头晕头痛就好了。"他想看是不是真的好，于是又等了三个月，三个月都没有再犯，才确定病好了，前来感谢。

桥下医生周围的学生也都看到这个案例，成功蜕变，赤脚的信心也大涨。所以，在桥下医生开辟的开心农场，他们人手最多的时候，上百人打着赤脚在耕田锻炼。村民们纷纷竖起大拇指说："真是一群手脚敢吃苦的人啊！"桥下医生有个理念：只要人活一口气，每天就要运动锻炼一小时。

每天锻炼一小时，健康生活一辈子。

人体勤劳于形，百病不能生！

48 ▶ 赤脚减肥

桥下医生的美名居然传到海峡那边去了，中国台湾和海南省都有粉丝患者来找桥下医生看病，住在五经富君悦旅馆。

有位海南来的人，不到三十岁两百二十斤。他走路不是用走的，是用挪的。只要走一百米，就喘不过气，得停下来休息，上一层楼梯，他要歇两下。普通家庭是年轻人服侍老人，可是在他家里是老人服侍年轻人，他的家人已经用尽一切方法，却没办法救自己的宝贝孩子。

直到找到桥下医生，桥下医生说："穷养娃，你这娃养得太金贵了。我不敢治。"整家人愁眉不展，非常虔诚地一再恳求桥下医生帮忙治疗孩子的肥胖症。如果不治好，这辈子就毁了。

桥下医生说："如果我对每个来的人都去治，我一个人也治不了那么多人。你必须是走投无路，四处已经没办法了，才来到这里，有十足的诚意，我才可以帮你。"只见家人流着眼泪说："十多年了，已经四处碰壁，没有任何办法。"

桥下医生便说："所谓请师从师，那我讲的你们不知道听不听？"整家人都点头，桥下医生说："给我一个月时间。小伙子要坚持一个月，你有没有勇气啊？"大胖子点点头。大家都认为对待这些悬崖边上的奇难恶病，他一定会有奇招，桥下医生居然没有出奇招。

桥下医生说："以平破奇方为奇。就是用平常的招式去破解奇难怪病，这招就是奇招。"

桥下医生开出五条建议：第一，交出手机；第二，少荤多素；第三，赤脚走路；第四，七分饱肚；第五，听话不怒。期限为一个月。

最后，桥下医生也就开了一个小泡茶方，就是几片生姜，一张荷叶，跟一把枸杞。生姜壮阳气，荷叶升清降浊，消食去腻，枸杞补精血。

胖子一家人说，等一个月后再回来。桥下医生说："你们不用回来了，因为你们坚持不了。"所谓请将不如激将，这么一说，反而一家同心。当

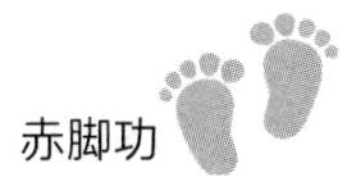

大家快忘记这件事时，一家人开开心心又来到桥下说："不可思议，一个月减了二十斤，现在掉到二百斤以下了，一口气能走几公里、上三楼五楼不当一回事。"

桥下医生也笑着说："随喜随喜。你们如果能继续坚持全家总动员锻炼，改变的不单是孩子的命运，整个家运都会改变。"

世间所有好运的降临都是谦虚地去找贵人名师指点，然后身体力行。古之名将、名贤、名人必有师，师者，传道授业解惑者也。所以桥下医生不喜欢别人叫他医生，更喜欢别人称他先生、老师，因为他是在传播锻炼的理念和方法，指导人们走出慢性病迷宫的路子。他就是这样一个让常人认为不可思议又极其明理的老师。

49 ▶ 噩梦症

从中国台湾地区来了一个求医者，他得了噩梦症，甚至到了恐惧上床睡觉的程度，因为每天一上床都是做那些让人恐惧的梦魇。桥下医生说："你千里迢迢，坐飞机又坐车，来到我们广东省的边缘，揭阳揭西五经富镇，就为了治这小小的噩梦？"

大叔说："我在台湾地区找了几十个医生都没治好，这十来年，我都在治病中度过。"桥下医生摇头说："可惜，可惜。"大叔说："可惜什么呢，我这是不是绝症？"桥下医生说："可惜你的思路太窄了。为什么只找开药和扎针的医生，你为什么不去找那些传播锻炼方法、讲究养生起居的医生？”大叔说：“还有这样的医生？”

桥下医生说：“中国台湾著名的文贤李炳南教授，他推荐过一本书叫《拍手治百病》，这本书的作者是大心良医侯秋东先生，他就在中国台湾。他用简单的拍手法，这种练医的方式使不计其数的奇难恶病患者康复，而且他的心胸广博，完全符合大医精诚的精神。他出的这本书，还放开版权，广结善缘，欢迎复印、翻译传播。他是一个‘但愿众生常安乐，何妨架上药生尘’的人民好医生。”

桥下医生便开始教他在江边赤脚拍手。念他远道而来，心诚意切，桥下医生亲自带他边走边拍，台湾大叔通过刺激手脚反射区后，发现浑身发热，精神大振，呼吸深沉，整个人看待世界的眼光都不一样了。练了几天，不知道是锻炼强度大，还是功法的神奇，他一觉睡到天亮，一个噩梦都没有。

他充满了喜悦，天天大清早就来到桥下江边打赤脚，直到精疲力尽才恋恋不舍回去吃早餐。一个月下来，从来没做过一个噩梦，他的病彻底治愈。

临走前流下眼泪，双膝跪下对桥下医生说：“我要感谢你。”桥下医生说：“别别，真正要感谢的是侯秋东医生，是真正将练医发挥到极致的杏林名贤，他才是真正心系苍生的大医王。我一生读书无数，很少看到有这样好的畅销书，又公开版权任人翻印。因此，你要感谢的人是侯秋东医生。我们虽然素未谋面，但是我仰慕他已有十多年了。如果能够将赤脚功跟拍手功有效组合，充分刺激人体病痛盲点，如同家里大扫除，清除死角尘垢，家里必定焕然一新。”

台湾这位大叔最后还寄来了台湾地区的阿里山茶，说是名贵的茶要送

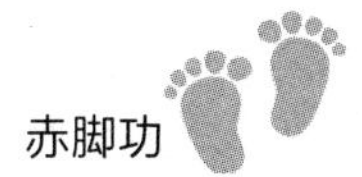

给世间稀有的人。

桥下医生说："众里寻它千百度，蓦然回首，那人却在灯火阑珊处。治疑难怪病要懂得回首，眼光不单要看良医良药，还要看良心良法，拍手功、赤脚功等，可能你苦苦追求的方法良医，你所在的当地就有这样的奇人。毒蛇出没之地，方圆一里必有灵药。恶病横生的地方，方圆十里也不乏良医。"

与其在病苦中度过，不如在求法中进取。

50 ▶ 飞蚊症

大寮村有一位乡贤，他亲自来请桥下医生到他村里去义诊，原来他是切身受益者。这位乡贤，他看东西觉得眼角好像有蚊子在飞，但是用手又拍不掉。中医认为这是久视伤血，西医称为飞蚊症，求医三年都没有治好。

桥下医生的名声响遍了五经富几十个村落，大家都传闻走投无路去桥下，意思是那些奇难怪病在桥下会有柳暗花明的机会。桥下医生说飞蚊症是小问题，就像蜡烛灯油少，烛光不亮的时候，怪影就多，只要气充血活，怪影自破。方法就是大胆地赤脚踩脚，虽然说不能够百分百治愈，但减轻大部分病苦还是可以的。

这些病苦之人，有一个妙法都会特别勇猛地坚持，乡贤如同溺水之人抓到稻草绳一样。经过七天的踩脚、赤脚，乡贤的脚都起了水泡。桥下医生跟他讲要狠狠地踩，不怕痛，痛一时，怕痛，痛一辈子。

自从练习赤脚踩脚后，他觉得睡眠比以前香，吃饭比以前棒，连粗茶淡饭都觉得特别有味道。一个月下来，他眼角的飞蚊症状完全不见了，他乐得手舞足蹈。于是，他心系乡民，便请桥下医生到大寮去为更多的村民解除疾苦。

因此，桥下医生有好长一段时间在五经富五十村巡回义诊义讲，只要村落有人受益，有人诚心礼请，他就前往传经验、献妙方、讲功法。桥下医生甚至会碰到有些同行过来抄方、偷师，大家都叫他要有所保留，桥下医生说："同行不能相嫉，同行要相敬，病苦才是我们共同的敌人。"

所以桥下医生讲："我的方法无论多么珍贵，我都会把它像竹筒倒豆子一样，一颗不剩送给有缘人。知识不带走，经验不保守，这是那些大医、大贤、大德留给世人的榜样。所以你们录音、拍摄、记录，明着来偷师，我都开心，只怕你不偷。你们将这些方法贱视了，不去偷，不去练，这才是我担心的。"

因此，五经富不少受益的村民，都给桥下医生冠以极高的称誉，博士、教授、大师、神医，这些名字都有村民在叫。虽然桥下医生一再解释，自己的学位只是研究生硕士，根本不是博士，也不是教授，更不是神医，千万别叫高了，可是村民们不买账，就要这样叫。

后来，有大量的北京、上海、苏州、新疆的粉丝写信寄到五经富，因为他们不知道桥下医生的具体地址，只要写五经富桥下医生，桥下医生也收得到。

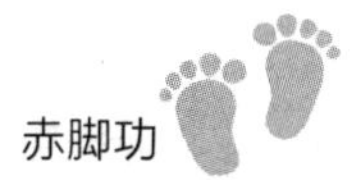

桥下医生的十年义诊之路在家乡有口皆碑，有许多精彩的瞬间，也需要用笔去记录，才能让这种中华强身功夫——赤脚功，最接地气的自然疗法，让更多人受益。

51 ▶治病必求于本

陈江村有一位渔夫，得胃病多年，他说："早年常到水库去打鱼，挨饿受冻，劳倦是常见的事。"他现在胃痛，浑身关节也酸痛，而且反应迟钝，记忆力下降，体力一落千丈，许多常规的工作都做不了。他感叹，年壮时拼命赚钱却没钱，现在年老了，子女能赚点钱，社会也富裕了，但积了一身的病苦，有钱也没福气去享受。他现在只想到一句话，平安健康是福。

他大清早从陈江村到桥下，走路都有点颤颤巍巍。桥下医生只看了三十秒，给他开了小建中颗粒。然后交代他阳光好的时候要赤脚晒背拍掌，别的医生看病多用分钟跟天数来计算，甚至一个检查都要一个礼拜，在桥下医生这里，看病都是用秒来计算的。他认为，他不是在看病，他是在指导患者强身。看病用的是千方治千病，强身用的是一法愈百疾。《黄帝内经》叫"智者察同，愚者察异"。

有智慧的人认为，千方百计让精气神饱满，关注"三宝"，无论千灾万难，都要将这共同的"三宝"练好。愚蠢的人认为，感冒就要吃感冒药，胃痛就要吃治胃的药，失眠就要吃安眠药，关节痛就要吃止痛片，一千个病就得要找一千种药。

智者认为，一千种病只有一个原因，就是精气神不饱满了。《幼学琼林》讲：“大医治病，专论精神。”可是怎么培养精神？桥下医生就推崇赤脚功跟晒背。

陈江这位老渔夫感到不可思议，开始就讲：“哪有这么草率的医生，还没听我讲病情就下好了药，还没怎么看就结束了，这究竟是敷衍还是没耐心呢？”桥下医生只说了一句话：“如果你不了解，就别急着来这里，我这里一不贪财，二不结怨，睡也香甜，走也方便。我这里也不是跟你争辩的地方，我每天要带几十个学生，上百名患者，时间真的很宝贵，还要早上讲课、上午写书、晚上训练弟子。人的生命有限，转眼百年，听到好的道理要全副精力去实修实练。你责备我草率，我训斥你不诚；别的医生都给你开药，而我给你布置作业。布置的作业就是天天要赤脚一个小时，只有作业才会让一个学生成长进步，一个不会布置作业的医生，他会有很多患者，因为他给患者治好了‘标’而本则未除，过段时间患者又要来找他。而一旦学会淬炼精气神，一天七千步，三餐七分饱，一觉七小时，可以大胆地说，天底下七成的病都有把握治好，也可以说患者身上七成的病苦都能控制了。”

渔夫听后还是决定试一下桥下医生的建议，因为他确实没收人红包。经过一个月，他从陈江带来糖果感谢，说这一个月他的胃不痛了，手脚也有力了，睡觉香了，吃饭棒了。以前困忧他的反酸、口苦，都没有再发作过，生活一下子变得更美好了。

他诚心地讲：“请桥下医生到我陈江村老爷宫去，我会付车旅费，请你在那里帮村民义诊一周。”桥下医生爽快答应，果然信守诺言，在陈江

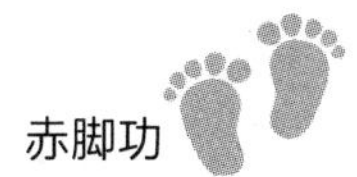

村老爷宫旁的榕树下，不单义诊，还义教，现场传授赤脚功、拍打功跟金刚三腿踢腿功。至今还有视频照片传出。

陈江村有不少受益的村民，后来纷纷来桥下感谢。一个医生为患者治病，免费义诊，这并不高明，他能够治病必求于本，教大家重视平时的锻炼，这样的医生才更让人可佩可敬。

桥下医生多年在五经富制造的神奇案例还有很多。

即使乡野之地，也可以制造许许多多神奇！

52 ▶ 素食馆讲学

桥下医生的名声已经传到汕头去了，汕头最大的素食馆听说了桥下医生传授赤脚功的事迹，于是特别出车到五经富隆请桥下医生去素食馆分享寿康经验跟练身方法，还为素食馆的新老客户义诊、普及中医养生知识。

桥下医生满怀欢喜地答应了，十年磨一剑，最后传授学问都要上台演说，奉献社会。百余人的大讲堂座无虚席，其中一位素食馆的义工常年眼部干涩，他非常疑惑，怎么吃清淡的素食，体内还这么多火气？

桥下医生教他赤脚在公园大力地踩，他害怕地说："难道不怕伤寒吗？"桥下医生说："只怕懒散，不怕伤寒。当你选择太阳晒热的地面上大力地踩，只会强壮身体，有百利而无一害，马上消除了义工的担忧。"才打了三天的赤脚，这位义工的眼睛就不干涩了，以前喝枸杞菊花茶都没能解决的干眼症，通过打赤脚就好了。

大家想弄明白这个原理，桥下医生说：“水液一蒸腾上升，得到阳气的力量就不会干燥，赤脚练习增加了人体阳气，蒸腾了体液，七窍都会滋润。”众人才豁然开朗。

53 ▶ 脚是第二心脏

素食馆还有另一位老客户，长期心跳过速，他还长期吃抗焦虑药，他听闻桥下医生讲的赤脚跺脚、能壮心胆后，就开始每天下午在太阳底下打赤脚，不练不知道，一练不得了，服用多年的抗焦虑药居然可以停掉了。以前觉得胸口闷堵、心跳加速，自从赤脚走路后，居然精神愉悦，呼吸顺畅，心跳正常。他渐渐喜欢上了赤脚，更享受着赤脚。常人都疑惑这人为什么打赤脚，会不会有什么问题，他却笑着说：“没打赤脚前是有问题，打完赤脚后就解决了问题。”

中医认为，脚是人的第二心脏，脚通过摩擦按摩会释放心脏的压力，所以觉得急躁烦的人，只要赤脚在空气好的江边走走石头路，都会有不同程度的减轻。所谓病去如抽丝，不是走一遍两遍，而是千百遍。很多人初接受赤脚功，心血来潮，一时热情，却因为刮风下雨、工作家庭而停止训练，浅尝辄止，十分可惜。倒是这些大病重病或疑难病的人，万缘放下，专心锻炼，效果明显。

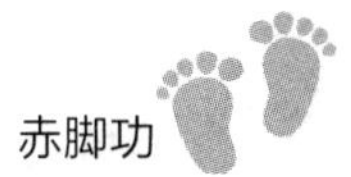

54 ▶ 姜枣茶依赖症

还有一位素菜馆的老师，平常易感冒，只要一段时间不喝姜枣茶便会感冒。对姜枣茶产生了依赖，人喝姜枣茶是好事，姜是黄色的，枣是红色的，红黄代表红火，可是形成依赖后，就不行了。

所谓药补不如食补，食补不如功补，桥下医生教他试着打赤脚，他作为老师觉得很不可思议，也很难接受。桥下医生说："国家的边疆要筑万里长城，要筑海防，为什么？因为边防很重要。而人的边防就是皮肤、膀胱经，就是脚底。你说，脚皮薄好还是脚皮厚好？我们的边防是雄厚好，还是单薄好？"桥下医生很擅长用这样譬喻去讲道理，让人一听就明白。

这位老师相信了，马上开始打赤脚，一个月下来，原本弱嫩的脚皮变得老茧丛生，粗糙、有力，就像温室花朵跟大自然草木的对比。他不用依赖姜枣茶了，觉得自己热情四射，富有力量，也不容易感冒了。

最后，他讲了一句真心话："赤脚功就是专练身体边防力量的，别人我不知道，自从我练习以后，脚底板火辣辣、暖洋洋，连喷嚏都很少打，真如医生所讲，壮了皮肤、脚皮，就壮了肺，壮了卫外的能力了。这么粗浅的道理，我怎么到了这个年纪才知道呢？如果我小时候就知道，我就不用受这几十年的病苦了。"这位老师就诚心礼请桥下医生要写好赤脚功的书，使更多人受益。

关于赤脚功在素食馆的神奇，还有很多，因为一堂课的介绍，就有一百个家庭知道，真是讲论得之最速啊！通过上讲台来传播，速度是最快的。

55 ▶ 荨麻疹

桥下医生擅长用四逆散，他认为百分之八十的病，多多少少都跟人的情志有关系。一位全身一瘙痒就起疹的患者，病名叫荨麻疹，他说他吃了素，皮肤病还没有去除。

桥下医生说："《增广贤文》讲，荤口念佛胜过素口骂人。你虽然嘴巴吃了素，可是脾气还不小。"患者听了点点头，桥下医生说："你试着到公园去打赤脚。"患者打了一个月赤脚，发现每天发火次数减半，皮肤瘙痒，也减轻了一大半。后来连续打赤脚三个月，那种无事常生闷气的状态没了，身体也不怎么瘙痒起疹了。

他特地从汕头到五经富桥下来感恩，桥下医生说："一个人练赤脚功时间久了，他的坏脾气会渐渐减轻，因为人的足厥阴肝经起于大脚趾头，通过接地气，让肝脏疏通少压抑。那些整天工作学习的压力，烦躁郁闷之气，会从脚掌脚趾接向大地而排出去。所以，常情绪不稳定发火的人，他们如果懂得赤脚功，那是极大的福音。"

赤脚乃泻压轻身之法也！

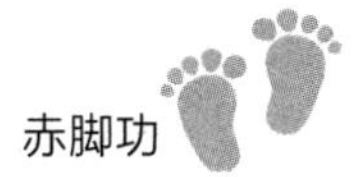

56 ▶ 赤脚理情志

汕头有位练太极拳的老人，他受到太极拳的利益，练了身体很舒服，可是还有轻微的胁肋胀。听了桥下医生讲，肝经起于大脚趾头，管胁肋，赤脚能解胁肋郁闷之气，抵达脚底，他便每次练太极前后赤脚走两公里，几年胁肋胀满，就因为练赤脚功好了。

原来，赤脚功它不分门派，而对各门各派的功夫都有助长作用。

六经肝胆脾胃肾膀胱皆通足，赤足能缓六经压力！

57 ▶ 功在当代，利在千秋

有一位躁狂症的患者，他已经被送过一次精神病院，整天嘴唠叨不停，严重时连家人都要打，那些镇静药都吃了不少。桥下医生让他家人带他去山清水秀的地方赤脚行走，并且告诉他，人本来没病，只是离大自然远了，不接地气了，怪症才接二连三。

一家人都陪他去打赤脚、踏青，结果病一天比一天轻，后来不唠叨了，也不骂人了，甚至找到工作，生活走上正轨，整家人都千恩万谢。大家就不解，病已经到精神分裂的程度，怎么练赤脚功能够缓解？

桥下医生说：“赤脚功它是减压的功法，人在社会压力大了，就得回归自然，回归儿时赤脚玩泥巴、找回孩童的快乐。常言道：“乐一乐，天堂坐一坐；忧一忧，地狱游一游。”狂躁症患者的家人说：“如果早一点知道赤脚功，他们家里这几年就不会弄得鸡飞狗跳，被邻居投诉的情况。”

桥下医生说：“是啊，如果赤脚功能在一些精神病医院里推广，会缓解不少焦虑、想不开、暴躁的症状，甚至会挽回一些自杀、想不开的人。因此，赤脚功这本书系统地整理出来，是一件功在当代，利在千秋的事。”

58 ▶ 胆道结石

汕头还有一位胆道结石的患者，胆绞痛起来，整个面部都是拘挛的，医生建议他做手术将切除胆囊，但他还抱着一线的希望，通过素食、中药，绞痛是减轻了，可是没有根除，他的脸都是暗黄的。

桥下医生在素食馆讲课以后，这位患者便将赤脚功听进去了，从此他天天赤脚走一万步。发现以前运动一万步，只有表皮出汗，现在赤脚走一万步，那些黄汗都发出来了，味道异常的臭，连衣服都要洗两次，臭味才能去除，甚至那些汗的颜色都跟平常不一样。

出完病汗后，他感受到前所未有的轻松，他感觉赤脚功练对了，坚持

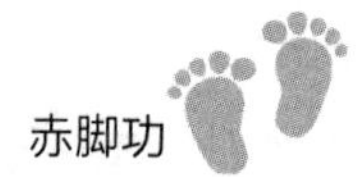

了三个月，整个脸由暗黄变为透亮，胆绞痛再没发作过，身体变得比往常任何时候都要好。

他激动地写信感谢五经富的桥下医生，说："自从练习赤脚功后，脚皮变厚了，更加耐痛，以前煤气罐都扛不上三楼，现在可以一口气上三楼。困扰他近十年的胆绞痛终于跟他说再见了。希望桥下医生尽快将赤脚功的方法写成书，帮到更多人。"

劝人一时以口，劝人百世以书！

好的方法要成书，能利益千秋。

59 ▶ 赤脚下气汤

有一位慢性咽炎的患者，他吃过各种消炎药都疗效甚微，总之，一郁闷咽喉就痛，吃东西感觉咽部有梗阻感，还怀疑咽炎会癌变。自从听了桥下医生的课后，使劲练赤脚功，不怕痛、不怕脏、不怕丢脸，做到三不怕，后来咽喉梗阻感消失了，也不痛了，比吃凉茶消炎药还管用。

他想知道这是什么原因，桥下医生说："打赤脚就是一剂下气汤，气顺则一身之病消也。"

60 ▶ 千佛塔寺讲学

桥下医生的名气越来越大，一些佛门居士也开始关注桥下医生的公众号，所谓身安而后道也，无论学什么样的道法，身体要先练好，才是万丈高楼的基础。

这时梅州的千佛塔寺便请桥下医生前去分享中医养生，为出家的师父、在家的居士带去调理身体的妙法。桥下医生一想到，一堂课可以惠益百千人，便毫不犹豫地前往讲论传播中医养生。结果，引起了大众的欢喜。

一位尼师，多年夜尿，平常晚上要上五次厕所，膀胱存不住尿，她以为吃素寒凉，桥下医生说："素食不寒凉，人如果离开了运动、赤脚、晒太阳，才会寒凉。你不妨绕塔时选择赤脚，更加虔诚，以苦为师，试一下。"这位尼师才走一周，困扰多年的夜尿频多就完全好了，她说："十年之病，直到碰到赤脚功才得改变。幸得佛祖菩萨保佑，能够得以学习赤脚功。"

桥下医生说："赤脚摩擦生热，膀胱经发热，腰背就会暖，水液就会气化，膀胱就不会有那么多积液，人会更加精神、奋发。"

桥下医生用赤脚功帮助到不计其数的夜尿患者！

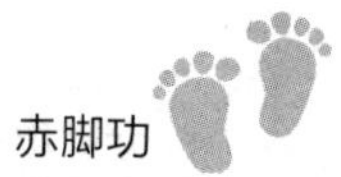

61 ▶ 赤脚开鼻窍

有一位鼻塞的尼师，每次鼻塞，太阳穴都胀痛。桥下医生说："这是气不能归田，用现在话讲就是深呼吸少了。像耕田种地，浅土长不出壮庄稼，深耕的厚土才有苗壮的菜苗。"才练习两天赤脚功，尼师就觉得鼻窍开，头不胀，气也不喘。往日上三楼四楼都想坐电梯，现在居然觉得腿脚轻快了，上楼梯都是一种享受。

中医认为，轻身耐老延年，一样功夫训练能够让你觉得上楼梯如履平地，那这就对了。赤脚功，不独是治病之法门，更是延年益寿之妙诀。

62 ▶ 饮食要诀软暖缓

有一位尼师，经常胃痛，因为她怕素食吃不饱，每餐都吃得饱饱的。桥下医生说："猪撑了会大，人撑了会病。胃病是七分养，三分治。"

于是教她艾灸足三里，然后赤脚绕塔，结果半个月下来，她的胃几乎不痛了。原来，不是胃病，而是长期都没有找到合理使用胃的方法，尼师就是吃得太急、太快、太撑了。贪吃也是一种病！

桥下医生说："饮食要诀软、暖、缓，软就是绝对不要撑了，撑就会胀跟硬，

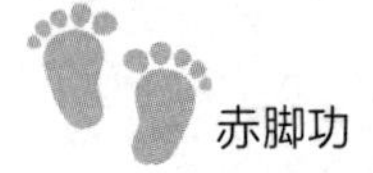

暖就是要远生冷，缓就是戒掉狼吞虎咽。”

63 ▶ 赤脚功践行者——佛陀

又有一位尼师，她觉得咽喉有团气，吞吐不利。桥下医生说：“木兰园里有一些紫苏，采来煮水，加点姜，可以散咽喉结气，然后下午在木兰园赤脚运动一小时。”

尼师很不可思议，她从来没有赤脚过，以为赤脚是不敬的表现。桥下医生说：“我看过一本佛陀的画册，佛陀是赤脚在森林周围行经、游化、讲法，可以说佛陀是赤脚功的践行者。”

这一句话真是一语惊醒梦中人，大家还怕赤脚不雅观，在庙宇里赤脚会不会让人觉得赤脚无礼。其实，赤脚才是在苦行，以苦为师。赤脚经受大地按摩后，苦尽甘来。而且赤脚也会减少鞋子用量，从而节能环保！

尼师怀着极大的鼓舞跟感动练习赤脚功，结果练了三天咽喉吞咽时就没有梗阻感了。她惊讶地说：“怎么这么好的方法以前没有人跟我讲呢？太感谢住持慈悲，给我们请来这么好的医生，传播这么好的方法。”

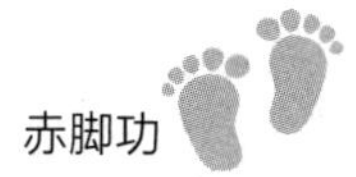

64 ▶ 赤脚通肠

又有一位便秘的尼师，她很奇怪，吃素本来是通肠的，可是她吃素后，便秘问题还是没解决。桥下医生说："这跟你的心情有关系。心情好，肠胃就畅快，中医认为心跟小肠相表里，人动情绪，首当其冲的就是肠胃。你是不是每天都很焦虑紧张啊？"尼师点点头。桥下医生说："在庙宇里，山清水秀、鸟语花香，环境多好啊，这是大师父给我们建立了这么好的修学场所，我们却没有去感恩使用，我们应该打赤脚，将身体练好，减少父母、师长的担忧。"

于是尼师坚持打赤脚，才练半个月便秘问题就消失了。赤脚可以让胃肠蠕动更有后劲！

65 ▶ 路在脚下

还有一位居士，他一直血压高，严重时眼珠胀、头痛。桥下医生说："大多数高血压跟年纪大、生气发火有关，同时也跟两条腿懒得走路有关。路走少了，气血就不下腰脚，然后就冲到眼睛跟头脑。"

居士笑了，说自己每天要看六个小时电视，听经闻法两个小时。桥下医生说："你听我的话，少动脑，少动眼珠，多动腿脚，多赤脚走。"结果才练了一周，血压就降下来了，他还特地给桥下医生带了茶叶，来感谢这种法布施的欢喜。

从此以后，桥下医生遇到高血压、头痛目胀的，无一不劝患者赤脚满地走，而且必须是太阳晒热的沙石路，只要走的时间足够，气一顺降，压力就没了。

世人都认为解压的药在药店，却不知道降压的方法在身边，在脚下。

《西游记》主题曲唱道：敢问路在何方？路就在脚下！

66 ▶抽筋

寺庙里有一位尼师，她时常会梦到过世的父母。桥下医生说："这是心脏阳气不足所致。你只需要每天含一两片红参，再赤脚走。"结果才一周，这些噩梦就消失了。桥下医生说："脚底有梦区，只要大胆地去踩它，梦就会很干净、充满正能量。"

还有一位尼师，隔三岔五小腿就抽筋，痛得冷汗淋漓，她的床头摆满了钙片，可依然治不好抽筋。桥下医生说："抽筋就是筋没放松，你试着买一双按摩鞋，每当睡前做完功课后，穿着按摩鞋，刺激脚底穴位，使心脑充血的状态放松到脚下去。"结果半个月下来，腿没再抽筋了。

桥下医生认为，万物温时松弛，寒时拘紧。小腿抽筋除了紧张外，还

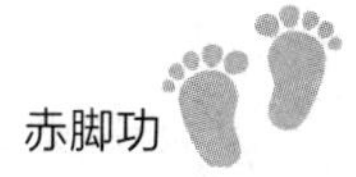

有腰脚的温度不够。温度可以通过温热的食物和药来支持，它更需要运动、锻炼、按摩来提供。如果懂得练赤脚功，在晒热的鹅卵石上按摩，治疗那些常年抽筋的问题都不是一件难事。

67 ▶ 赤脚消水肿

最神奇的案例莫过于这样一位脚部水肿的尼师。她穿鞋时觉得双脚像泡在水里，沉甸甸的，下雨的时候，脚一按一个坑，陷下去，弹不起来。平常在庙里做功课，都烦躁而做不久。

她第一天打赤脚走路，明显感到轻松，有好处了就坚持去做。有些事情要见好就收，但是锻炼身体要追求更高。一天两个小时的赤脚走下来，小便量特别大，腿脚越来越轻快，最后脚不肿了，连她的同修都惊讶，怎么会有这么好的锻炼方法？

尼师自从练了赤脚功后，身体轻松，心情也愉快，在庙里做功课也更能忍耐。尼师益信中医自然疗法，以自然之法疗自然之身！

68 ▶ 赤脚磨刀

桥下医生在梅州千佛塔寺讲完中医课后，塔寺的尼师、居士们纷纷挽留，说多年来举办的课程，很少有这样接地气、全场掌声不断、欢欢喜喜的。桥下医生最后总结一句话：要练功于常。寓功于日常生活中，就是在平常行住坐卧中有练功的意识跟习惯，像每天学习做功课之余，闲暇时间不要沉迷手机，要到大自然中打赤脚。磨刀不误砍柴工，赤脚就是将身体这把寿康之刀磨利、磨亮。人每天工作学习修道，一有时间必须立马赤脚解压。

自从在庙宇里推广赤脚功后，还有庙宇里的尼师特地到五经富，感谢赤脚功使她们身体健康以及记忆力增强。那些坚持练赤脚功的尼师，大都有这样的感想：读诵经典、记忆文章不像想象中的那么难。

赤脚锻炼有助于记忆力增强，这是一个非常重要的课题。如果将赤脚功在校园里推广，那么孩子们是不是快乐更多，苦恼更少？所以下一步，桥下医生有这样的想法，要将赤脚功带进校园、小区、学堂。赤脚对眼睛好，脑力好，对全身脏腑都好！

老人赤脚减少痴呆，少年赤脚增加记忆。

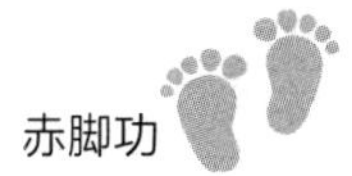

69 ▶ 接地气助生殖

东莞的一位老师，结婚多年没有生育，一家人很焦急。桥下医生非常推崇《了凡四训》，作者袁了凡讲到一句话很精彩："地之秽者多生物，水至清者常无鱼。"意思是大地污秽，万物却都能生长，那些腐殖之物滋生了灵芝、香菇、木耳，还有参天的大树跟芬芳的花草，更有长白山人参，而水清澈的地方却很少看到有鱼，那些大鱼都是藏在浑浊的水中。

所以，可以尝试大胆打赤脚，接地气，有助于孕育，同时还要少生闷气。这样半年以后，顺利怀上孩子，接地气能够让不孕不育患者减少，能够通过按摩刺激脚底穴位疏通堵塞的生殖器官。

东莞这位老师，自己深受其益，便请桥下医生到学校分享传播中医健身功法，桥下医生也欣然乐受。

70 ▶ 赤脚功十大好处

为了能够应对各种组织机构的邀请，桥下医生开始将赤脚功的好处进行归纳。

赤脚功究竟有哪些好处跟明显的效果？根据多年的练习带功，实践以及案例反馈，可以归纳为以下十条。

第一，赤脚能使肠道通畅，便秘得通，泄泻得止，大便成形，对消化系统非常好。

第二，赤脚能够使汗水排出，解除无汗证、自汗证、盗汗证。

第三，赤脚能使小便通畅，对盆腔积液、尿潴留、夜尿频多、前列腺炎等泌尿系统疾患有好处。

第四，赤脚可以使口水甘甜，口臭消除，胃口更好！

第五，赤脚能够提高抵抗力，减少感冒，使人不怕冷，更能耐寒暑。

第六，赤脚直接改善睡眠，入睡困难或者易醒多噩梦者，赤脚后症状能够明显减轻。

第七，赤脚可以放松神经，坚持练习的人明显脾气变好，发火变少。人气血顺畅以后，堵得少，就少发飙。

第八，赤脚能够缓解颈肩腰腿痛，可使神经放松，关节畅通。

第九，赤脚提高毅力、耐力，它让人更能面对生活、工作、学习上面的困难，使人更能吃苦耐劳、精神焕发、勇敢果断。

第十，赤脚有助于修道，它跟打坐、修定一样，是万法的基础。因为打赤脚以后，身体放松，疲劳消除，精神饱满，各种忧虑、恐惧、悲伤、愤怒、激动、患得患失都会有不同程度的减轻。连精神压抑、精神分裂症状，都会因为赤脚而得到某些程度的减轻。

这些赤脚的好处都是桥下医生经数十年见闻、实践、推广总结出来的干货！

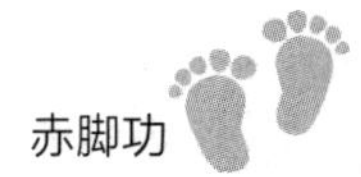

71 ▶ 东莞小学演讲

桥下医生将这赤脚的好处带到东莞的小学去演讲，结果座无虚席，千人大讲台下呼声震天，恋恋不舍！有位教育局的官员听课后评价，“我们听了很多课，但很少听到这么接地气，对身心这么有益的课，而且全场全神贯注地听，站着的人也不觉得疲劳，几个小时一下就过去了。大家都觉得不过瘾，还想继续听。”

桥下医生带来的这堂健康饕餮盛宴，在东莞小学里炸开了。不少孩子以及家长听了以后信心满满，他们回去纷纷尝试带孩子赤脚登山，赤脚在公园练习走路，发现果然如桥下医生所讲，平时担忧的厌食、鼻炎、头疼、瘙痒、口臭、怕冷感冒、便秘等症状，打赤脚后都呈现好转减轻甚至痊愈的现象。

桥下医生收到了更多的感谢信，然后讲：“大家别光谢我，古人讲：‘若要身体好，赤脚满地跑。’民俗流传百千年的老话有着浓厚的智慧，只是生活富裕了，大家渐渐远离了这种接地气的修法，住高楼了，不再下田；对着电子产品，远离大自然。这年代，奇难怪症增多，是因为人离地气、大自然，远了，少了。”

君不见，笼中鸡鸟多抑郁，自然飞禽满生机。

许多人严重低估了赤脚功，不知道每天练习，可以增强免疫力，是改善一切慢性病的最接地气的自然疗法。它不让人花钱，也没有任何的仪式，更不需要请人来做，你只需要找到空气好的地方，选择太阳晒热的地面，把鞋子脱了在上面按摩双脚，越走气机越通，人越快活，冬天都可以感受到双脚的暖意。记住，赤脚时要专心，要敬重大地，不要边走边看手机、听音乐，皆分心之事，无利也。

72 ▶孔夫子学堂讲课

在素食馆讲课，让吃素者欢喜；在国学馆讲课，让学传统文化的学子欢喜；在寺庙讲课，让有宗教信仰的人欢喜；在学校讲课，让孩子、家长、老师都欢喜。

桥下医生的名声更传到中山去了。中山的华德福学校还有孔夫子学堂都邀请桥下医生过去分享经验，传道授术。

桥下医生在孔夫子学堂讲中医养生课后，大受欢迎，义工老师以及学员们纷纷练习赤脚功，早上晨练，多了三十分钟的赤脚，桥下医生收到了很多精彩案例，难以一一枚举，就挑选一些直接有效的案例来增长学习者的信心。这些虽然是普通毛病，但因为赤脚而好转，也值得记录记录。

一位义工学员，他在办班期间满嘴口腔溃疡，张嘴嚼饭都痛苦。他以为没有一周时间好不了，而赤脚当天，口角就不痛了，赤脚两天，口腔溃疡就好了，而且睡觉特别香。后来他成为赤脚功的推广人，现身说法，十分欢喜。

桥下医生讲，这是接地气长了土气。脾胃开窍于口，但凡肌肉方面的

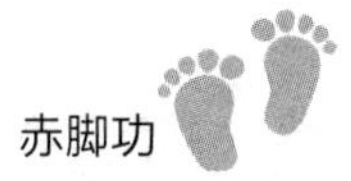

疼痛，通过接地气后，都会有不同程度的减轻。所以，治疗口腔溃疡，也不过就是赤脚功小试牛刀而已。

大家如果工作学习紧张、口腔长溃疡，可以尝试在沙土地上赤脚走一两个小时，然后温开水灌进肚子，几乎都会减轻甚至治愈。桥下医生用这方法治十年八年顽固口腔溃疡的患者，也是手到擒来，赤脚治愈。

73 ▶ 珠海大农场讲课

桥下医生又被邀请到珠海的大农场去讲课。一位农场工作者，一直患头痛，桥下医生带他沿着农场的泥坪走了一小时。对于一个从来没有赤过脚的人来说，他觉得既新鲜又痛苦，因为脚被石头扎得像万箭穿心一样。可想象不到的是，一直治不好的头痛，每天赤脚一小时后，一周时间头痛全好了。后来，脚再去踩沙石头路，居然不怕痛了。所以他就向桥下医生提出一个猜想说：“我究竟是真的头痛，还是得了‘头怕痛’？”

桥下医生说；“反正赤脚让你经受砂石扎脚的巨大痛苦，平常的病痛就不在话下了。像部队里那些刚去的新兵，被蚊子叮了都大惊失色，经过特种兵训练后，蜜蜂叮了都不动声色。人经历过更强悍的磨炼后，普通的压力痛苦就不在话下。像人得了颈肩腰腿痛，不妨去经历比颈肩腰腿痛更痛苦十倍的训练，比如徒步旅行，日行十公里，赤脚走崎岖山路，经过一段时间，耐力毅力上升了，病痛就下降了。”

走得崎岖路，便是平坦途。

大家听了豁然开朗，桥下医生总结道：“病苦像弹簧，看你强不强。你强它就弱，你弱它就强。”

74 ▶痰饮病

在珠海这个大城市里，人们习惯于在钢筋水泥地之间穿梭，跟大自然接触得更少，而一旦用这种自然疗法，效果往往更好。大农场的讲课，让不少城市人第一次接触到这种自然疗法。

珠海一位痰饮患者，家人都知道每天他要口吐浓痰，桥下医生跟他讲：“你试着将饭量变成七分饱，然后每天赤脚走一个小时。”他便试着每日在公园里赤脚走晒热的石头路，结果多年一直医不好的痰饮病，半个月就好了。他现在每天都不吐痰了，这是不可思议的事。赤脚功可以治疗痰饮上泛，桥下医生将这个案例记下来。每每讲课，传授功法，桥下医生都会用心聆听反馈，积累案例。日积月累，量变成质变。

因为今日积累的案例在将来常能发挥不小的作用。源头的点滴将是江海的澎湃，这为后来结集出书作了准备。

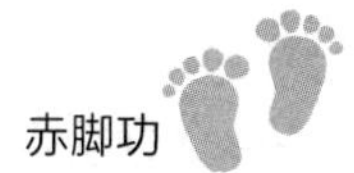

75 ▶ 赤脚壮腰

珠海有一位司机，开了几十年车，得了坐骨神经痛。他对珠海非常熟悉，大小医院都跑过。可是，每当天气变化跟劳累过度，腰依然会痛。

桥下医生教他到空气好的环境，大胆地打赤脚。《道德经》讲："上士闻道，勤而习之。"司机听了也很积极地去做，半个月他就体会到好处了。他觉得走路腰都直了不少。原来刚开始赤脚时，一踩砂便扎脚，人就会痛得精神振作，听说脚底有腰部神经的反射区，他就更加认真地走，越走脚皮越厚，越走气越壮，一个月以后，腰痛居然不再发作了。他从此喜欢上了赤脚走。

这也是腰病治脚、赤脚壮腰的一个活生生的案例。

肾主腰脚，人的脚活了，也会让腰肾好！它们是相互影响的！

76 ▶ 赤脚提高气血强度

还有一例咽喉得瘿瘤的患者，做完手术以后，长时间觉得咽喉如有物梗阻，他问桥下医生这种手术是否有后遗症，打赤脚能否帮助修复，桥下医生肯定地说："赤脚提高的是气血强度，气血足，百病除，气血足，易修复。放心赤脚吧。”

两个星期后，咽喉的梗阻感就没了。这也是个真实的案例，术后的后遗症通过赤脚可以消除。

77 ▶ 放松头部解眩晕

龙尾镇石坑村大祠堂，隆重地礼请五经富桥下医生去讲课。一般的医生、讲师，就要带很多讲课的东西，谁知桥下医生只带一张画图，就是脚掌反射区图。他经过数十场的演讲以后，就知道一般大众需要什么。大众需要简验便廉的方法，并不需要高深的理论。

所以反射图一展开来，脏腑关窍一一都在上面，无论哪里的病，找到这张图，都能找到相应的反射区，加强摩擦点按，就会增强脏腑的功能。譬如，石坑村一位老人，得了眩晕症，桥下医生跟他讲：“你要多按摩前脚掌，它可以放松头部气血。”

结果，两周以后，他满脸笑容前来向桥下医生道谢，说他为眩晕所苦数年，一个赤脚让他摆脱了病魔。

从此，石坑村更多人下午赤脚到乡间田路去锻炼，大家都说这是五经富医生教的，五经富桥下医生从此在潮州一些东部沿海乡镇传开！

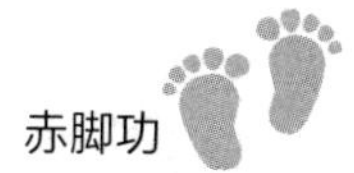

78 ▶ 慢性尿道炎

人体的两条腿本来是用来走路的，但科技的发达使很多人都减少了走路，以车代步，电梯代爬，因此小腿萎缩，有气无力，整个人都呈现亚健康、病恹恹之相。

中医认为，脚上有六条经脉通肝、脾、肾、胆、胃、膀胱。如果脚衰退，那意味着脾胃消化、肾与膀胱排泄、肝胆主情志的功能都会急剧衰退。所以，脚掌得不到充分的按摩锻炼，使得人的身体不再强健。

桥下医生试验出来，打赤脚锻炼一个小时的运动量，效果比穿鞋运动两小时还要好，这是高效的运动，非常适合城市运动量少、没时间运动的人群。你只要下班后，在阳光底下赤脚半小时、一小时，身心都能够得到很好的放松。各种慢性病、高血压、心脏病、糖尿病、气喘、失眠、忧郁甚至肿瘤、包块、癌症，都可以因此而好转。

譬如有例尿道炎的患者，他这种慢性尿道炎，用消炎药根本解决不了，桥下医生告诉他脚底膀胱反射区的具体位置，然后让他在鹅卵石上面踩踏，想不到三周下来，他的慢性尿道炎尿痛感全部消除。

因为脚下有膀胱、尿道反射区，且涌泉穴在脚底，脚底按摩通，则水道通利，如地涌泉！

79 百病皆生于气

后来石坑村的乡贤又请桥下医生去当地的传统文化中心分享中医健身。老少都前来听讲，听课的有百余人，各种问题都有。

在《黄帝内经》讲到："百病皆生于气。"自古及今，气火是百病之源。而人动情绪有一个重要的行为——会跺脚。这句话叫急得直跺脚，这是一种自然反应，也是身体的一种自救行为。这是身体在告诉人，让人别气了，要通过跺脚将涌上头的气血引下来，否则脑充血血管会爆的。

发现了这个规律，桥下医生便如虎添翼，信心大增，对待时代的烦躁气病纷纷用赤脚、跺脚，病重的可以减轻，病轻的可以消除，没病的可以强身，这一堂课在龙尾传统文化中心响起了雷鸣般的掌声，大家都知道了赤脚的功法修炼，也全面认识到了赤脚的好处。

从此，桥下医生收到更多的好案例，譬如一位耳朵痛，一喝酒、生气就加重的患者，他听了桥下医生讲赤脚功的课，回去一打赤脚，胆经一通，耳窍就不痛了。

桥下医生总结：凡生病引起紧张激动、情绪反应，或情绪反应加重病痛，只要大胆地赤脚，经受脚底按摩，气血一下行，病痛必减轻。

《黄帝内经》讲：浊阴出下窍！

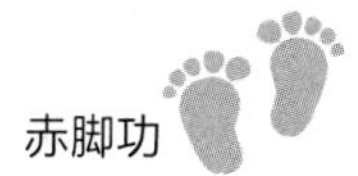

80 ▶ 道家真传五趾抓地

在龙尾碰到一例肌无力的患者，他的手举不过肩膀，治了十多年，都快家徒四壁、倾家荡产了，现在连吃药都是靠借钱。桥下医生看他那么虔诚来桥底下求治，便教他赤脚功里的不传之秘——攒拳赤脚。这是道家真传，叫五趾抓地，好像人在悬崖峭壁，脚趾要牢牢扣住地面。这个动作要练成功，必须有非凡的信心、毅力跟专注。

为了提高效果，桥下医生将赤脚拇趾桩教给他，就是三个脚趾站在楼梯上悬空，像黄山的迎客松那样，根扣在悬崖，任东西南北风都吹不动，必须要忍酸耐痛，小腿跟拇趾会不断强大，进而肝、肾、脾都会变壮。这个秘诀就是八段锦讲的“攒拳怒目增气力”。

桥下医生将攒拳怒目运用到脚下去，使脚也成握固之势。这个患者一直坚持了三个月，手终于举上头顶，脚也从没有力量到现在后劲十足。

汗出一身轻，肠通一身劲！

他现在天天攒拳怒目，赤脚练拇趾桩，每次都是一身汗以后浑身轻松。他来拜谢，是真的双膝跪下去，说：“医生，别人受不受益我不知道，我是真的改变了命运，我现在恢复正常了，是医生给了我第二次生命。”

桥下医生说：“看来大家要更加重视赤脚功，要把赤脚功当作人生的一堂必修课来研究，因为从孩子呱呱坠地，千百年进化以来，都是接地气、赤脚锻炼各种技能。”

81 ▶ 赤脚松筋骨

石坑村有一位老叔，他筋骨僵硬，迈不开大步，每天好吃好喝，却非常不自在。听说赤脚功能够带来健康，他就把鞋脱了开始赤脚接地气，这一脱，他就喜欢上了赤脚，越走越有劲，越走越不想停下来。他形容是，别人赤脚愁眉苦脸，他赤脚欢容喜欢。越走越大步，走到后来，筋骨强健，韧带拉长，耐力增加，一下返老还童，有恢复年轻之感。

桥下医生收到这个案例后也很开心，说："人老就是筋缩，那些坚持赤脚的人，他走路会迈得更轻松，韧带弹性更好。"因此，亚健康、觉得身体僵硬不自在的人，赶紧赤脚。一赤脚，气通血活，蹬腿后力变大，骨正筋柔，走路更轻松。

82 ▶ 坚持就是胜利

《道德经》讲："既以为人，己愈有；既以与人，己愈多。"

桥下医生的所有案例都是普及后传播回收的，越传播赤脚功，越多人受益，他的收获、案例就越多。这种免费或少花钱的健康法则，不单减少医药支出费用，还减少大量看病吃药的时间，可以说不只省钱还赚大钱了。

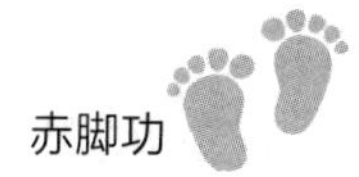

这种传播自然疗法的行为，更是积功累德！

桥下医生说："如果能将到处看病的时间花在打赤脚上面，病情可能会有柳暗花明的一面。虽然刚开始打赤脚，脚底会痛，会火辣辣，会酸麻胀痛，甚至如刀割剑戟，但是坚持、持续，它就会带来强壮。酸麻胀痛也是气血阻塞的表现。"

有一例练习赤脚功的患者，他练时觉得小腿痛、胀得厉害，就不敢练了，怕痛。桥下医生跟他说："这叫引蛇出洞，气冲病灶，好像摩托车要上坡，它只要上到坡顶就好了。"因此小腿酸胀的患者坚持练，不单酸胀消失，连膝盖痛也好了。功在不舍！功夫到，滞塞通。

可见，膝盖痛并不是锻炼过度，而是锻炼不对路。没有缓慢持久的坚持有效的方法，身体一定会搞坏。

赤脚功是可以缓慢持久做，刚开始走一百米，到两百米、三百米，天天累积，功夫到、滞涩通，只要方向对了，万里长城迟早会走到。许多人半途而废并不是赤脚功不行，是他没有坚持。坚持就是胜利，滴水虽微，渐盈大器。绳锯木断、水滴石穿都是坚持不懈的力量。

精进乃赤脚功最大秘密。

83 ▶ 饮水思源

赤脚功法自 2012 年推广以来，经历了十余年的风雨，坚持练赤脚功的

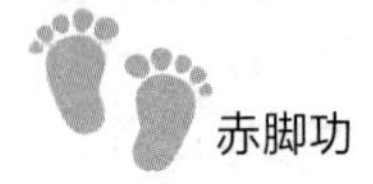

人越来越多，经常都可以收集到案例，谁练赤脚功身体变好了，甚至现在不单是桥下医生在传赤脚功，那些受益的人也在传，都将赤脚功教给自己的父母、儿女、爷爷、奶奶、亲朋好友等亲近的人。

二村有一个患者，一边脖子肿胀偏大，练习半年赤脚功，肿胀就全部消掉。他亲自来感谢桥下医生，桥下医生说："记忆中我第一次见你，你为什么感谢我？"他说："你的徒子徒孙教会我练赤脚功。吃水不忘挖井人，饮水要思源，你就是赤脚功的源，因此我到源头来感谢你了。"

84 ▶ 眼皮跳动

有一个六村的患者，平时眼皮老跳，他曾看到桥下医生带几十人在虎山的迎丁路上来回走，不少浑身是病的人经这样赤脚练功后，纷纷病去如烟消云散，他也跟在后面打赤脚锻炼，一个月以后，他的眼皮抖动跳动症状完全消失。

赤脚医生后来解释这个案例说："中医把抖动之象叫肝风，这是肝风内动，肝为厥阴经，厥阴不治，求之阳明。他肝经紧张了，打赤脚就接到大地的土气，土主甘缓。"缓"字是医家第一功，所以一切急躁的病症，打赤脚接地气都能不同程度地减轻，减轻多少就看坚持的时间跟方法了。"

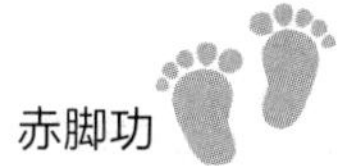

85 ▶过敏

一村有一个小孩子，他是过敏体质，最后检查出来，对鱼和大米都过敏，简直就是温室中的花朵，经不得风浪。

桥下医生笑着说：“过敏是西医的说法，中医只有正气说。诗云：‘人间正道是沧桑。’你要敢经历赤脚戳脚，身体会变强壮，病痛就会减轻。就像温室中的花朵，什么样的天气对他都是折磨，但是大自然中的花草，刮风下雨对它都是补益。”

结果，这孩子的父母听了这句话，天天陪孩子到刘屋桥江边打赤脚，坚持了三个月，孩子不过敏了，吃这些鱼虾蟹、零食都没事了。全家人心头的大石头放了下来，桥下医生说：“别高兴得太早，别好了伤疤忘了疼，一个人要坚强担当，身体才会更好。不能因为病好了就放松锻炼。天下虽安，忘战必危。人生虽好，失了锻炼必险。”

须知福中含祸，苦里有甜。

从此，更多本地的乡民跟着桥下医生在江边铺石头锻炼受益。

86 ▶ 赤脚公园

金非冶炼，不为伟器；

石必摆铺，方成大道。

各种案例反馈如同雪花般飘来，桥下医生认识到赤脚功的重要性，于是发愿在龙江边修一条赤脚之路，这条路巧妙地利用江边的鹅卵石，因地制宜，摆铺而成。

每天早上铺几米，一天接一天，风雨无阻。很快，几百米的鹅卵石小路就铺成了。桥下医生称之为赤脚公园，在这个赤脚公园里出现了大量的病痛转健康的案例，有不少二村、一村、石印村、陂头墟等村落的村民都成了近水楼台先得月的第一批人。这个赤脚公园大概是在 2015 年～ 2019 年建成的，由于江边空气好，又空旷，还能听到流水声，闻到花香，因此，大受村民的欢迎。

一位血糖高的患者，又长期遭受骨质增生的折磨，时常口干口苦，在江边赤脚走鹅卵石路，坚持三个月，血糖下降了，口苦咽干没了，骨头痛也消失了。他认为，赤脚走路真是神奇，这么平常的方法，怎么就没早个十年知道呢？

桥下医生讲："许多高深的道都是百姓日用而不知，老百姓不是不知道赤脚的好处，只是低估了赤脚的好处。偶尔的赤脚能转移压力，身心舒泰，长期坚持、加强赤脚可以将身上一些疑难病苦除掉。"然后常修赤脚功，

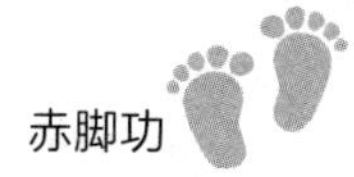

练到一心不乱，功夫成片，还可以悟道延年，教学授徒，著书立说，积功累德等！

87 ▶赤脚路

桥下医生想到，在各村落都铺一条赤脚路，那也算造福村民了。石印村的乡贤请桥下医生去门楼口铺一条赤脚路，因为他是赤脚功受益者，他得了脑梗塞，手指都不听使唤，经过几年的治疗都放弃了。

后来听到桥下医生义诊在患者中有口皆碑，他便听从桥下医生的赤脚论。经过三个月的赤脚，想不到手部恢复了知觉，又坚持了三个月，手部出了大量的汗，更加灵活了。

从此，他喜欢上了赤脚，后来手脚恢复如常，见人就夸赞。

桥下医生也给石印村的村民留下了好印象。因此，石印村的三近轩也非常欢迎桥下医生去传播中医养生知识。“三近”的意思是，好学近乎智，力行近乎仁，知耻近乎勇。将三近引到赤脚功心法来，最合适了。天天进步一点就是智，日有所知谓之智。

听到老师的传法，闻既生信，马上力行，这是仁；知道自己的不足、过失、懒惰，这才是真正的勇。勇敢不是拳头比别人大，而是敢于直面自己的不足。

桥下医生说：“石印村真是文化古村，一个三近轩，就有这么深厚的文化内涵。”用三近之法，行赤脚之道，便得其精髓矣！

88 ▶弃杖之法

石印村有一位脑萎缩的老人，他上楼梯都很困难，需要家人搀扶。听到赤脚功的好处，选择风和日丽的时候，在巷子里赤脚。

三个月以后，家人不用扶他，他就能很快地上楼、下楼，从此他养成了赤脚的习惯，对赤脚功赞叹不已。多年没有改善的脑萎缩、体力不济，赤脚几个月后居然渐渐恢复。

老人说：“我赤脚更能够用力，明显感觉穿鞋的时候力憋住，使不出来。”这是老人的心得之言，他认为赤脚功是弃杖之法。桥下医生听了很开心地说：“神仙传我弃杖法，光脚走路不须疑。”

89 ▶耳痹通

一天清晨，旭日东升，二村一位村民在江边高兴地唱歌，大家问他：“你为什么那么开心？”他说：“我耳朵听见了！我耳朵听见了！”有人说：“听

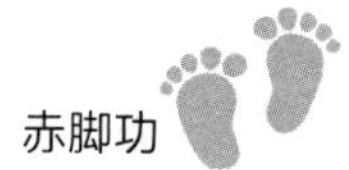

东西是很正常的事，又有什么高兴的？”村民说：“你没有耳痹过，怎么知道听不见东西的痛苦？怎么知道没办法跟周围人交流，被别人遗弃的感觉？”大家才恍然大悟。

他开始打赤脚在桥下医生铺的石头路上来回跳走。大家看他手舞足蹈的样子，认为村民是不是疯了，但是知道的人就很理解，耳朵堵住，经过赤脚按摩通了以后，那种快乐真是不可言喻啊。

90 ▶ 医生的医生

有一位医生，他在五经富行医，可是经常胃痛，牙齿上火。一般同行是相嫉的，可他找到桥下医生，桥下医生教他每周都来江边赤脚走几个小时，走得汗流浃背。

几个月后，他来到桥下，容光焕发，高兴地说：“你是医生的医生啊，我以前要吃几种胃药，胃都不舒服，现在按照你讲的每周放松几次，赤脚走路，胃就舒服了。胃一舒服，牙齿也不上火了。”

像这样通过赤脚走，由大病小病转为健康欢喜的案例越来越多，桥下医生经常都可以收到村民们的报喜。

91 ▶ 走出坚强

有位银行的职员，常年久坐，咽干口燥，还有额窦炎，额头也痛，时常干咳，要借助大量的蜂蜜才能缓解，后来吃十几种药都无济于事。

一次他经过桥边，看到很多人在打赤脚，也就加入他们的阵营，这不加入不知道，一加入就喜欢上了。一个月的赤脚下来，咽喉湿润，干咳消失，口舌生津，额头轻松，看待世界、周围都更加美好。

桥下医生讲："人的脚底，它是通舌根底的。以底通底，干燥症，金津玉液亏损的，通过赤脚能够刺激腺体分泌津液，如同长久没有清理的泉洞，会被落叶覆盖，打赤脚就可以将落叶清理掉，臭汗一排，神清气爽；穴位一按，心旷神怡。那些习惯打赤脚的，都已经将赤脚当作一种难得的享受了。"

这位银行职员对桥下医生赞不绝口，崇拜得五体投地，一直邀请桥下医生一同喝茶。这些案例都是从五经富鹅卵石路上听来的，是那些赤脚走路按摩以后，并且坚持得到大利益的人贡献的。

大家都说，桥下医生有公德心，铺这么好的路给大众，桥下医生说："我应该感谢大众坚持来走，身体越走越轻松，走轻了病痛，走掉了郁闷，走来了积极，走多了阳光。你们一个个好转，是两条腿走出来的，我感谢你们给我这些好的案例。人活在世上，就是应该活在相互感谢的气场之中。不是吗？"

桥下医生说："我铺石头路的力量不是简单地来源于早餐跟看病红包，

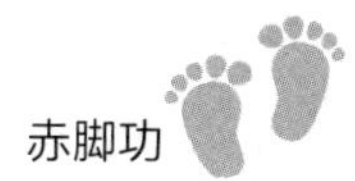

而是来源于大家的感恩。希望大家能用感恩与赞叹的心去走石头路，去面对人生所有的扎脚、磨炼、逆境，然后走出坚强、走出勇敢、走出自信，这比单走掉疾病还重要啊！”

92 ▶龙江边康乐园

在龙尾有这样一个学子，他长期头痛，在本地赤脚走达不到效果，假期来刘屋桥走，走好了，走得精神大振，身体发热，头痛消失。他就不解：“怎么我走别的路没这效果，来桥下医生铺的石头路上走，就能走好？”

桥下医生说：“一日之计在于晨，利用清晨就出来‘跟随’着太阳的脚步，迎着旭日开始锻炼。《黄帝内经》里叫‘与鸡俱兴’。鸡代表清晨、早上、时节，与鸡俱兴有与时俱进的味道，就是天人合一。这时九岭林木茂盛，山林里的新鲜空气冲下来，东门岭的旭日就将这些空气炼化，而龙江龙颈水库几十年从未断流，更是给五经富带来山间青草香，源源不断送来深山老林大氧吧的清气，如此山清水秀的地方，你再打赤脚，明显就有加分之效。”

那天，桥下医生望着旭日，照着五经富的九岭，又望着龙江清澈的水流，感慨地说：

“朝阳九岭秀，龙水一江春。”

桥下医生讲到五经富两大标志性山水地理，一个是九岭，从大洋上面奔腾而来；第二个就是龙江之水，从八乡十万大山蜿蜒而出，如同仙罗碧带。

因此，很多赤脚功受益者，干脆把桥下医生铺的赤脚路称赞为龙江边上的康乐园。

93 ▶ 善心点亮善心

还有个真实的案例，有医院的护士，他们要熬夜，要紧张地工作，会导致眼皮干涩，腿脚无力，疲劳，反应迟钝，甚至胃口不好、厌食。他们发现，每周只要来一次龙江边的赤脚乐园，这些症状就会消失，所以他们组团过来，几个人一起打赤脚。

那些在江里游泳的人说游泳是享受，而在江边打赤脚的人认为，打赤脚也是一种享受，后来他们纷纷都加入了赤脚路的维护、修铺之中。真是善心点亮善心，大众共创光明。

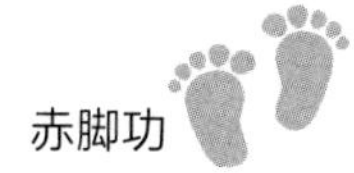

94 ▶ 路在脚下

在桥下经常都可以看到一些奇难怪症，因为不奇怪的病，时常找不到这样奇怪的医生。

桥下医生有三奇：第一，看病不收钱，第二，重视锻炼强过药物，就是要先锻炼，后用药。第三，管住嘴，注重各种禁忌。

桥下医生认为，许多病都是身体乱来、欲望冲动引起的，管住嘴，就等于保住了健康的身体。

有一位村民，他的面部常年发热，这个症状让他非常不爽，心烦意乱，桥下医生教他打赤脚，三天就治好了，他不敢相信，以前苦苦寻找治病的钥匙，想不到就在自己的那双脚下。

桥下医生幽默地说："像《西游记》那首歌唱的：敢问路在何方？路在脚下。健康之路，智慧之路，幸运之路，勇敢之路，积极之路，都在脚下。读万卷书，行万里路，也是行在脚下。你如果状态不佳，无论灾祸、郁闷、恶病、紧张、焦虑等，不妨试着大胆去赤脚，每天一个小时，这些不愉快会逐渐减轻乃至消失。"

桥下医生说："昔日我不敢下这种断言，因为积累的案例不够，现在传播赤脚功，积累案例成千上万，口碑如云，是这些口碑铸造了底气，因此才敢将这句话讲出去。"

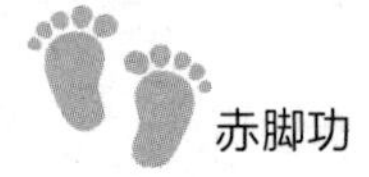

95 奥运冠军养生法

在《拍手治百病》里，侯秋东医生引用了一个报道：奥运冠军李女士，身体健康，积极乐观，人们请教她方法，她说：“希望大家每天健走两小时，可以带来一生积极，一家融洽，全民健康。”可是，现在城市化，大家都忙得没时间运动，就连退休老人都忙着打麻将，每天要抽出两个小时健步走，恐怕是一件奢侈的事情。

桥下医生说：“只要赤脚走一个小时，运动量、呼吸量、发汗量可以达到你穿鞋走两个小时的效果，大家不妨去试试。”

六村有位长期健步走的人，他的血脂老降不下来，桥下医生说：“你没赤脚。中医认为血脂是痰浊，也叫痰湿。疑难杂病痰作祟。痰是由气引起的，气顺则痰下，赤脚刺激脚部，就可以下气排痰浊。”

六村这位健步走的大叔，自从打赤脚后，兴奋得不得了，现在降脂药也不用吃了。人走如风，力量更雄。他说，打赤脚走后，最大体会就是大便比以前快、顺且量大，这是一般穿鞋走达不到的效果。

他又贡献了一个心得：他没打赤脚走路前，扛煤气罐上二楼都觉得费劲，打赤脚以后就变得轻松了。

桥下医生笑着说：“既然你讲到这点，我就跟你讲个秘密吧。《达摩易筋经》是达摩祖师赤脚练的，里面有个五趾抓地的强壮功法，模仿的就是羚羊在悬崖峭壁上的平衡以及固摄能力。固摄能力是生命力之源，人强壮时，手能够握紧，脚能够踏稳，人虚弱时，五指都散开来，脚踩

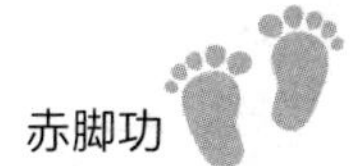

地踩不稳。”

据说，戚继光练兵，就是要士兵赤脚抓地，淬炼勇毅。他最威风的一战，以十一人战胜近百倭寇的，一时倭寇闻风丧胆，不敢踏入中国东南海岸。还有曾国藩曾公，他训练的士兵后劲很足，就是通过赤脚挖壕沟练来的。

桥下医生在书中读到这个道理，立即在五经富二村的开心农场，带着百人的学生团，赤脚挖淮山，果然有明显强壮身体的作用，这个结论是经得起历史考验的。

为了得到赤脚功的各种精妙之法，桥下医生没少花功夫。他自己身体力行，传道授术，还深入古籍，任何有关赤脚锻炼的记录，他都不放过，有很多网上都搜不到的知识，他硬生生从古书中找出来了。所以，桥下医生成为这个时代当之无愧推广践行赤脚功的第一人。

他有一个伟大的构想，要在龙江边建一个赤脚公园，给乡民放松、强身、去病、增加勇毅。他还有一个梦想，要建一个赤脚山庄、赤脚研究所、赤脚培训营、赤脚推广团，给全国大病、重病、恶病的人指出一条有效减轻病情的路子。所有恶病不一定能全治，但能够减轻就是一种不小的功德。

96 ▶ 赤脚要修心

有一个抑郁症的患者，他一来打赤脚就好转，一不打赤脚又加重。桥下医生说："赤脚功虽然可以减轻一些病痛，可是你想根治，还离不开个人心性的修炼，毕竟赤脚是按摩脚底穴位，引气下行，当然也有一定苦其心志的作用，它还很难达到为善最乐、助人为乐的效果。也就是说，练习赤脚功最好还要配合力行善事、日行一善。"

于是这位患者就选择来江边帮忙铺石头路，果然，抑郁症消除，心变得乐观、畅达。桥下医生说："赤脚功虽好，它是由身体而作用到心性精神。如果再能配合读圣贤书，结合善知识，由心性再去影响身体，双管齐下，效果必大。"

97 ▶ 养生要养根

树老先老根，人老老在脚。大树枯死的一个原因并不是树身长了几个瘤子，而是大树的根系底盘很难从大地中充分吸收营养、水分。木必根先腐而后重生，所以，练生要练脚，养生要养根。

下油坊有一位身上长包块的患者，听到这个道理，茅塞顿开，从此坚

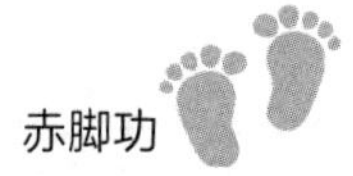

持赤脚，跟包块和平共处，通过赤脚的锻炼，包块还越来越小。他终于明白，包块不可怕，赤脚要坚持。

98 ▶ 千家灯火，万人拱手

五经富的百岁人瑞，石印村的新叔公就曾经讲过：“赤脚按压鹅卵石，是我一百零三岁还看报纸的一个秘诀。”这是桥下医生跟这位百岁零三老人取到的“养生长寿经”。

常人要将这个经验千保守万私密，桥下医生却笑着说：“我拱手让人去。”大家都说桥下医生你究竟图什么？桥下医生讲八个字：“千家灯火，万人拱手。”千家灯火的意思是中医的薪火传得很广，万人拱手就是大家受益以后都对这种疗法产生了敬畏、赞叹、佩服之心。

99 ▶ 定风波

有许多人都在江边练赤脚功，这是学在形式，桥下医生说：“形式也很重要啊，坚持练半年，我再传心法。”

丰顺有一位痴迷练赤脚功的老人，他头晕眼花，腋窝肿胀，还失眠胃痛。刚开始走的几个月效果平平，桥下医生指点他说：你是带着忧愁锻炼的，怎么能走出忧愁呢？

于是桥下医生教他背诵一首苏东坡的词《定风波》：

三月七日，沙湖道中遇雨。雨具先去，同行皆狼狈，余独不觉，已而遂晴，故作此词。

莫听穿林打叶声，何妨吟啸且徐行。竹杖芒鞋轻胜马，谁怕？一蓑烟雨任平生。

料峭春风吹酒醒，微冷，山头斜照却相迎。回首向来萧瑟处，归去，也无风雨也无晴。

这是苏东坡在大逆境中挺过来的真实感触，凭借这首词可以稳定风波，它可以让人勇敢地踏下去，快乐地踏，别想那么多是非得失，即使一时的冷、苦痛都不要怕，可怕的不是病，而是人的那种受病感。就像失败不可怕，失败感的阴影才最可怕。

这位丰顺老人听完以后豁然开朗，从此按照苏东坡的“竹杖芒鞋轻胜马”的赤脚走法，走掉了颈肩腰腿痛，走来了耳聪目明，走掉了失眠，走好了胃痛。他流着感动的泪水来到桥下医生身边说：“你是我的救命恩人，我至死不忘。”

桥下医生就将这个案例收录了，说：“你这种勇敢的经历，也会鼓舞更多的人。药物可以治好一些人，这些赤脚的勇士，不怕脏、不怕苦、不怕丢面子，老实听话肯干，一门深入，长时坚持，走掉阴影，走来阳光，走出了一条感动自己、鼓励他人的精彩人生，这才是赤脚功升华的地方。”

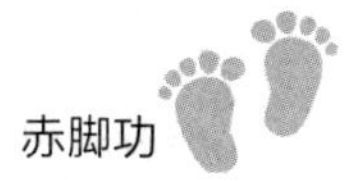

100 ▶智慧结晶《赤脚歌》

桥下医生看到了赤脚功的好处，他已经不再满足于只治病患了，使患者变健康是他的理想，将健康变为强壮、慈悲、仁爱是他更高的理想。治疗一些老弱病残的人是他的职责，让乡镇青年自强不息，吃苦能练是他更高的梦想。

所以桥下医生从疫情防控期间，对外息诊三年，着力于培养五经富乡中子弟，开办了少年宫，在五经富的新寨、高村、新屋肚，周末带着少年们远离手机，亲近田地，脱下鞋子融入自然，获得大量家长的推崇热爱。并且还带孩子们赤脚出游，翻山越岭，开阔眼界，锻炼体魄。

“远离手机，亲近田地，少用心脑，多勤手脚。”这十六字诀乃桥下医生总结的人生之悟。

家长群中涌现出了很多好的案例，成绩差的变好了，字丑的变靓了，注意力分散的变集中了，胃口不开的变开了。

所有的中国读书人都有这样安老怀少的愿，每个人都有美好的少年跟要面对病苦的老年，而赤脚功，它能让少年有意志，老年少疾苦，所以桥下医生把眼光看向少年，少年吃的苦是老来享的福，少年强则国强、乡强、家庭强、宗族强、未来强、世界强。

桥下医生做过统计，赤脚的孩子更聪明，更有野劲，更勇敢。俗话讲，光脚的不怕穿鞋的，这就是一种勇敢。在学校普遍都教知识的时候，一颗勇敢的心从哪里教呢？可以从少年宫的田园生活中教，古代讲，耕读传家，千古良训，古代真耕地的老农有多少个是穿鞋的呢？他们的勇毅就是从接地气中训练出来的。

桥下医生最后总结出一首皇冠顶钻般的智慧结晶——《赤脚歌》：

若人能赤脚，坚持锻炼好；力量脚涌出，通身病消了。
若人能赤脚，按摩经络好；气血能通畅，疲劳顿消了。
若人能赤脚，摩擦生热好；通身暖洋洋，心地开花了。
若人能赤脚，烦恼能忘掉；摩擦虽暂苦，笑脸随即到。
若人能赤脚，引气下行好；平心又静气，浮躁都没了。
若人能赤脚，压力能走掉；暂时痛在脚，吃睡变好了。
若人能赤脚，大步迈开好；扎足都不怕，气魄出来了。
若人能赤脚，迎着朝阳跑；浑身热乎乎，顽疾顿消了。
若人能赤脚，负重更加好；野蛮其体魄，防范百症妙。

赤脚功案例分享

▶ 唤醒赤脚功

我叫李小梅，来自河南南阳的一位农村家庭主妇。记得小时候很爱赤脚，也经常光着脚丫子满村跑，有时跟伙伴们比赛赤脚赛跑，总能得到好名次体育课上，我也总是名列前茅。

有一次妈妈给我买了一双钟爱已久的鞋子，我爱不释手，兴高采烈。有次在学校下课后，因为未带雨伞，又穿新鞋子，很怕弄脏、弄坏了，就选择赤脚走，一不留神，粗心大意就踩到一个有十厘米左右高连瓶底的玻璃瓶渣，脚心与脚后跟之间受伤，流了很多血，吓坏了班主任及班上同学，好在有善心又离学校近的同学及时回去拿了牙膏、自家种的棉花来帮忙止血。

经班主任和同学齐心协力的帮助下，成功地止了血，弟弟也回家告知爸爸我受伤的事情，爸爸匆匆忙忙、大汗淋漓地来接我去看医生，让我既感动又惭愧不已，看完医生交待了医嘱，其一就是要休养三个月不可走路，不可造成二次伤害……爸爸听后笑着点点头，转身安慰我：“想去上学，爸爸就每天背着送你上学放学。”

那时家中只有一辆自行车，哥哥骑着车去镇里读中学，一周回来一次，当年爸爸因过度劳累，身体并不是很好，每天要背我上学放学，让我既感动又惭愧、自责不已。从而心中暗暗发誓再也不让自己受伤，不再让爸爸担惊受怕，劳累了，因此脚好之后，很多年不敢再打赤脚了。

直到 2012 年，我因膝盖扭伤四处求医近一年，中途有医院开的各种活血止痛胶囊、爱人张先生看恩师曾师书籍上汤方……药没少吃，钱包也空空如也，也遭了不少罪。心急火燎的情况下，身体一系列的亚健康问题也困扰着我：失眠、头痛头晕、颈椎病复发、耳鸣、肠胃病也复发、腿伤又加重。当时萌发了轻生的念头，在孩子们真情呼唤及家人的鼓励下重拾求医信心，坚信自己一定可以好起来。

爱人张先生更是积极乐观，带我来五经富恩师曾师这里求医问药，可我由于吃药吃到心中有阴影了，实在不想再吃药了，当时恩师曾师讲到可以通过足底反射疗法按摩理疗，习劳、赤脚走石头路结合饮食作息规律，不用任何药物都可以好起来，听后兴奋不已，正合我意，暗暗发誓一定好好学足底反射疗法，好好赤脚走石头路。

可太久未打赤脚走路了，更何况是要赤脚走石头路，也放不开面子，有些犹豫不决，爱人张先生说：“是选择赤脚走石头路还是选择吃药治疗呢？”一听立马脱鞋慢慢走石头路，脚刚踩到石头上，哇！痛彻心扉，很想上蹦下跳，却又害怕疼，不敢动，不敢继续走，但又不想放弃，真的吃药吃到怕至骨髓了。站了一大会儿，才敢忍着痛继续走，慢慢地，我感觉到石头暖暖的，很是舒服，张先生一边陪我走石头路，一边炫耀嘚瑟地在

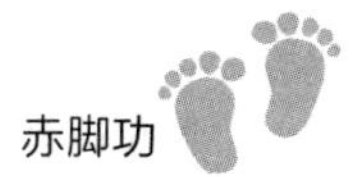

石头台上蹦跳。我也很想回到小时候打赤脚无忧无虑的日子，可是刚开始走石头路，脚下的痛比较难忍，还需要时间去慢慢练，最终超越小时候的赤脚功。

在张先生挑衅式的陪伴下，我的赤脚功每日进步一点点，在我坚持不懈的努力下，所有病症烟消云散，日日精神饱满，笑容满面，再到后来跟恩师赤脚爬卢龙庵、茶厂、大嶂山，山上碎石、草根刺脚，我都无所畏惧、一一过关还乐在其中。

感恩恩师传授赤脚功，让我成功唤醒幼时的赤脚功，使我收获强壮体魄。望更多人勇练赤脚功，收获健康幸福的人生。

——2022 年 7 月　学生李小梅敬书于五经富镇江堂

我遇上了赤脚功

我是学堂学子九丽，之前身体半边不出汗、头痛、颈椎痛、腰痛、胃痛、失眠、手脚冰冷，然后来到老师这里，师兄们教我打赤脚，回归自然疗法。

刚开始在家打赤脚都无法走，直到来到学堂，打赤脚一段时间，虽然被砂石刺到痛，但我每天坚持一两个小时，后来发现之前手脚冰冷、头痛、失眠这些症状通通好转了。

现在反而觉得穿鞋很不舒服，倒是打赤脚让我轻松自在。有一次，老师带着我们去爬火烧过后的鸡笼山，虽然打赤脚踩地很痛，又有树根杂草根扎脚，但是这次赤脚让我终生难忘，回味无穷，温暖了我整个丹田。当时脚被刺扎到脚，我当下没处理，就享受当下大自然的洗礼，回到家洗完澡才用针把它挑出来。

又有一次，老师带我们去一个茶厂，有一段路的碎石特别多，但踩上去，那摩擦生热的感觉特别舒服，像有人给脚底按摩，虽然有那么一点点痛，但痛并快乐着，很享受当下大地和阳光的普照，心里无比开心。

有一次女儿脸上长痘，我和女儿一起打赤脚，几次赤脚后，女儿和我说，这打赤脚好神奇，不单脸上的痘痘消了，脸也变光滑了，而且昨天晚上洗澡时看拍打的瘀青还没散呢，打了一次赤脚回来发现基本消散了，嘴唇由苍白变红润了，女儿可高兴了。

老师常讲，动则升阳。动一动，少生一病痛；懒一懒，多喝药一碗！气血循环，积滞乃散。铁不打不红，人不练不雄！

老师常讲，打赤脚就是补肾水、五气朝元，五脏六腑真气都聚于上丹田，精华都存到“银行”里，随你用了。打赤脚还可让人六根清净，气沉丹田。若要身体好，赤脚满地跑。想要彻底好，看你敢跑不敢跑，你如不敢跑，浪费这妙招；你若大胆跑，病痛就走了。

《内经》上讲：“勇者气行病愈！”世人都将人参、鹿茸当成宝，而我却将打赤脚当成法宝。我感觉负重赤脚更淬炼我的勇毅和意志力，就好比有一次老师带我们去爬山，背了好多温水爬山负重，不单不觉得累，还让我精神倍增。

打赤脚方法：一，要不怕痛；二，不怕脏；三，不怕面子放不下。你

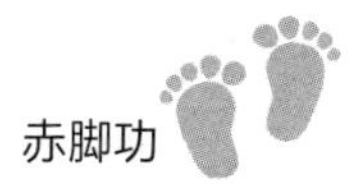

就离疾病越来越远了。首先感谢妈妈让我遇见良师益友，同时也因祸得福，由于身体的亚健康症状，让我有缘遇见这么好的打赤脚功法。打赤脚不单可以减肥美容，还可以让人有病治病，没病防病。

——2022 年 7 月　学子方九丽敬书于五经富镇江堂

独特的赤脚功训练

老师的带教方法很多看似很平常，比如背诵、抄写、习劳锻炼，但是其中也有不寻常之处，主要是每天坚持，然后以出作品的标准去要求自己，而不是应付地完成作业。

如果能欢喜地去做，那就进入了较高的层次，但是老师有时候也会用不平常的方法来训练学子，其中有一项就是全天赤脚爬山，对于很多人来说，是独特的一个方法，让有些人终生难忘。

那是 2018 年，我和儿子初到学堂，当时老师每个月组织一两次全天赤脚爬山的训练，记得有一次在酷暑下组织爬山，那天大概是八点多出发，烈日当空，我们也没戴帽子，骑车到山脚下，大概九点钟。然后，老师要求大家把鞋子脱在山脚下，赤脚上山，上山的路呢，老师一般都是预先走过的或者熟悉的。这是一条挖掘机开的路，满地碎石，有的人会感觉无从下脚，刚开始走一二十分钟，我还受得了，但是时间长了就开始感觉脚底刺痛，因为平时都是穿鞋子走路的，很少赤脚，我们每个人还要背一个包，里面要装足够的热水，不能喝凉水，还要带一点食物，所以走了一段时间以后，不但是脚痛，背上的背包也觉得越来越重，真希望有人能帮忙背一下包。

当然，途中老师会看大家的状态，隔一段时间找一个阴凉的地方休息几分钟，喝点水再继续走，这个休息的时间也不能太长，太长了人就会懈怠，只要大家跟着走，每人间隔一米的距离不讲话，不胡思乱想，止语止念一条线，也就是不漏气，不着急，总是能跟上队伍的。

老师带大家爬山一般都是要爬到山顶的，这训练的是攀登的精神和吃苦耐劳的品质，无限风光在顶峰。那种登上山顶，一览众山小的感觉，会让爬山的疲劳都消失得无影无踪，远眺群山，豪情万丈，想起了主席的诗句，“三军过后尽开颜”，以及“数风流人物，还看今朝”的豪迈。

那天到了山顶，已是午餐的时间，开始我们没经验，有些人会带一些水果，有些人会带很多食品或零食，但老师叫我们尽量带粥水，因为运动以后脾胃的负担不能再加重，喝粥水最容易消化吸收，又补充体能，而不了解中医养生的人往往因为疲劳饥饿会吃太多东西，反而增加脾胃的负担，人就更容易疲累没劲了。

所以每次看到老师在休息吃东西的时候，总是吃的不多，就是为了让脾胃充分休息。在休息的时候，老师也会应机讲一些小课，给我们的头脑充电，大约休息半小时到一小时，我们就要下山了，按照惯例，老师带我们下山，一般都不走原路，为了训练开拓创新的精神，都会另找一条没人走的路开路下山，而其中受益最大的就是前面带头开路的人，开路的人一手拿镰刀，一手拿柴刀，如果路太陡很难走，有时也会一手拄一根棍子，

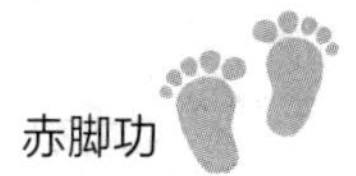

要割草，又要砍树枝，不但很需要体力，也需要极大的勇魄和智慧，要能迅速地解决遇到的问题。

当然开辟道路的方向，老师一般在登顶以后看清地形，判断这条路能够在傍晚前顺利地走下去，如果没有一定的判断能力，有时候可能天黑了也走不到山脚下。那天我们是原路返回，时间不允许我们开拓新的路，而我们原路返回的那条路呢，从上到下，虽然都是挖掘机扒开的山路，但是因为碎石满地，所以比较扎脚，也走不快，上山容易，下山难，因为上山的时候一些人脚皮就磨破了，脚痛的都不敢沾地了。

那天下山，我和儿子走在最后面，跟不上队伍，儿子情绪不大好，好像这次爬山会后悔一辈子，我边走边想古人的教诲：天将降大任于斯人也，必先苦其心志，劳其筋骨。就算掉队了，也必须要走回去，晚上还有晚课呢。脚痛的不敢沾地了，我们就找了两根棍子当拐杖，这样会稍微减轻一下脚的负担，另外又想办法找路边的芭蕉叶，包在脚上，用葛根藤绑起来，但是走不了几分钟，叶子就会烂掉，我帮儿子也这样包扎一下，总算会走得快一点，也没有那么痛，但是离队伍越来越远，幸好是原路返回，所以还认得路，如果走没人走的新路，掉队就会很危险。像这种情况，老师就会在途中增加休息的次数，等后面的人到齐了再继续往前走。途中我们捡到了塑料袋，套在脚上，比芭蕉叶好用，脚痛也轻了，下山速度又快了一些。

上午太阳猛烈，晒得让人更容易疲惫，下山的时候太阳没那么晒了，虽然有时候也觉得口渴，肚子很饿，但都管不了那么多了，注意力只在脚下的塑料袋，看会不会掉，似乎每一秒钟都是煎熬，但是必须跟上队伍，没有退路，必须赶回去上晚课，所以必须忍耐，路再难走只要坚持总是可以到的，就在天色暗下来的时候，我们回到了山脚下，那一刻，穿上拖鞋，顿时觉得无比幸福，犹如多年未回家的孩子，见到了父母，内心有说不出的喜悦，只有这个时候对熟视无睹的鞋子才会有特别亲切的感觉。

在学堂的几年里，这种对鞋子无比亲切的感觉，也就两三次，因为老师每年带我们爬山，特别是爬野山的机会并不是很多，因为有时候大家状态不够好，体力不够好的时候，老师也会带我们赤脚爬山，但是时间很短，可能一两个小时或者半天，或者是比较容易爬的山，没有那么扎脚，没有那么刺激，没有那么让人终生难忘。穿上鞋子，在晚风的吹拂下骑上自行车，疲劳顿消，脚也不痛了，乘风归去感到无比的快意，当下是那么的满足，别无所求，像是凯旋归来。

那天下山以后，我们来不及回家做饭，就在路边小吃店里喝了点稀粥，然后又马上参加晚上的晚课和武术课，虽然疲惫不堪，但是却坚持下来了。

爬一天这样的野山，能够让脚底暖烫持续几天到一个星期，而长期的赤脚锻炼也让一些疾病不治而愈。想想红军两万五千里长征，我们这点训练根本不算什么，想想我的先辈，翻山越岭，把上百斤土特产挑到集市上去卖，换一些生活必需品和钱回家，也是早上天刚蒙蒙亮就出发了，到晚上天黑了才到家，他们已经习惯了，而且有些人也是赤脚走路，没有穿鞋，脚皮磨得厚厚的，磨出很多老茧，和这些先辈相比，我们这个没有负重的训练还是小儿科，对他们来说不足挂齿，只是现在生活便利，我们的身体真的退化了，小小的痛苦都觉得大如天，难以忍受。

所以，在面对困难的时候，更容易退缩和放弃，老师这种训练就是为了淬炼体魄，磨炼意志力、忍耐力，这种“仁智勇”和“快准狠”的训练是人生必不可少的。

“上医治精神，万病由心生。”很多疾病的调理，不一定用开方吃药

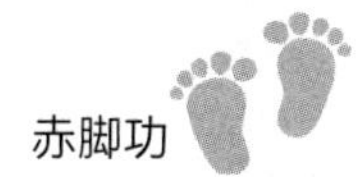

去解决，也不一定通过点按和针灸经络穴位去治疗。

勇者气行病愈，这是《黄帝内经》对我们的教导。

老师通过训练我们赤脚爬山，由外求走向内求，由求医问药走向内壮，锻炼我们的勇气和毅力。在今后的人生中，直面困难就不会退缩、逃避，面对疾病也不再那么害怕，而是咬紧牙关，跟它抗争到底，甚至专找困难的事来干，比如学子们不要别人提供现成的田地，而是找一些荒地来开拓，会干得更过瘾，因为身体的能量提高了，想找更硬的骨头来啃。

身安而后道隆，只有身体强壮了，有向道之心的人，才更容易近道，如果身体脆弱，纵然有向道之心，却力不从心，像一口冷水都不能消化，也只会空留遗憾，所以老师的带教方法，就是带大家内壮精气神，而这种相对独特的方法，有时候是必不可少的。

像做菜，有时候要猛火，有时候需要文火，文火只能让气血稍通，而猛火，却可以让气血澎湃，这种带教只有过来人才能深谙其道。而另一个带教之道就是老师希望每个实践的人，把自己的心得感悟写出来，再传播出去，让更多的人了解受益，让更多人因此而减少病痛，身心和谐，能够修身齐家，止于至善，这也是老师的愿力。我们当以师志为己志，每天不懈地攀登这座愿力之峰，以圆满人生。

——学堂学生王浅写于壬寅年仲夏

后记

《赤脚功》这本书是在乡居著作，是十年切身体证、教人练习、效果反馈的再集结之作。《赤脚功》传播的宗旨在于弘扬中华中医文化，推崇自然疗法。

时代日新月异，奇难怪病也层出不穷，许多患者到处寻找名医，人之所患患疾多，医之所患患道少。医生忧患的是管用的道法稀少，如果有更多的前辈将拍掌功、赤脚功、八段锦等有益身心的自然疗法传递，一定可以让世间少许多疾病，多更多的欢笑。

我从小就赤脚在山溪里抓鱼，在小学打乒乓球是赤脚打，中学时期基本都穿拖鞋，一有时间就脱掉鞋赤脚，到了大学，更是赤脚到白云山行走，脚底的摩擦使我专注、温暖并坚强意志，从我自身而言，完全是赤脚功的受益者，自己受益，就要将好的功法分享给更多人。

《了凡四训》讲到："劝人一时以口，劝人百世以书。"好的书籍一出来，一善就是万善。况且，在各村巡回义诊中，多年积累了大量赤脚效果好的案例反馈，据我目前推崇的各种养生功法，还没有一种功法像赤脚这样简单有效、不用依靠过多外物的了。

因此，很值得将赤脚功推广给大众，它不单能够让人身心愉悦，减轻疾病，还可以增强记忆力以及意志力，那些经常赤脚、不惧地上砂石的人，面对困难时更勇敢，目光更笃定。因此，赤脚功不单为治病健康而设，它

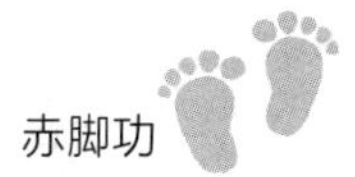

更是提升品质、人格、气宇的一种修法。

《黄帝内经》讲："急则治其标，缓则治其本。"多少患者，坚持练赤脚功后，颈肩腰腿痛好了，容易伤风感冒的，也不感冒了；手不能提、肩不能挑的，变得更有体能耐力了。还有一些赤脚行者反馈，一脱下鞋就开心了，神采奕奕，练了赤脚功后，冬天脚都不凉了，袜子衣服也穿的少，这套功法太神奇了。

关于赤脚功带来的更多好处，需要书本推广出去，大众亲身体验后再反馈收集。书中写的各种人物案例，是基于真实，只是用小说笔法去美化，事实不容否认，境界允许提高，这是文学作品的一些要求。现在人们都不同程度有精神方面的一些问题，焦虑或紧张，赤脚功能够很明显地缓解这些问题，只要持之以恒，如法锻炼，可以避免许多无妄之灾，甚至可以节省因病而消耗的时间、金钱。

想到这本书出版后，能够给一些迷茫的人带去薪火曙光，于是便静下心来回想案例，点滴书记，转眼之间就满百篇，还意犹未尽。书中的一行老先生，是在曾氏家庙里办五经私塾的会踩脚功的老塾师。为什么这样安排？首先，一行，就是一就够了，就行了，只要一心一意，每天全力以赴，练习这一种赤脚功，你就一定能行，这叫持一能行，而且曾子是一贯忠恕之道，忠就是尽心尽力，恕就是宽恕包容，一行就是只要用一贯忠恕之道去行持、传这曾子之道，就能够达成所愿。

而弟子们在私塾、家庙里学习，为什么要这样设计？因为家庙是让人产生敬畏的地方，学子虔诚求学之所，五经私塾跟曾氏家庙都是有儒家孝悌文化的体现，孩子们敬师、敬祖，会得到大利益，会改变自身的气质，脱胎换骨也不是难事。所以，赤脚功活动的场所定在曾氏家庙里，传递功

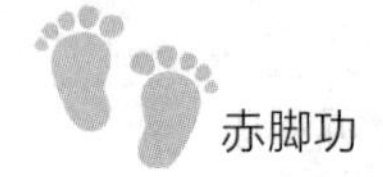

法的是私塾先生。

天下功夫出少林，私塾先生是从少林寺取经回来的，取的是练身体的经，叫跺脚金刚腿，脚使劲跺下去就会有威力，脆弱的身体会渐渐变得坚固、强大，如同金刚般，因此，这个功法叫跺脚金刚腿，就是在赤脚的基础上把脚用力往地上跺，发出威震声，通过振荡可以振掉病气、痰浊，使人容光焕发。

弟子名字叫三明，是取自《大学》，大学之道，在明明德，在亲民，在止于至善。这三样要明白，同时，三代表“精、气、神”三宝，也代表“戒、定、慧”三学，还代表“快、准、狠”三要诀。总之，学习赤脚功要知而能行，行而能专，专而能久。

书中设定的这些名字都是有表法意义的，还有桥下医生推广赤脚功的大量案例，也是村民们贡献的，以及到国学馆、村委会、素食馆、大祠堂、庙宇、公司机构、孔子学堂、学校等地方讲学，也是真实记录，每次讲完推广赤脚功后，都有一些实行者、受益者。

所谓一颗珍珠闪亮人不知，百颗珍珠串成线，做成皇冠，就光彩夺目。而《赤脚功》这本书就是汇集百颗珍珠案例之作，它是多年累积的匠心之作。想起那些学子、义工、亲朋好友、乡贤、同行、师友一路来的陪伴、支持，实在无以为报，那就让我们共同推广的赤脚功集结出书，在历史长河中成为一朵亮丽的浪花吧！

当然，赤脚功不是万能的，可是一般人去修炼，能忍苦耐劳，身体会更通透、舒适，它也能达到所谓的“粗安”状态，就是身体能够安和。如果大家要进一步寻求更高的永安、大安，一家平平安安，那不只要练赤脚功，还要习静、为善、深入经典、诵持圣贤文章，这样智慧跟肉体共同锻炼，

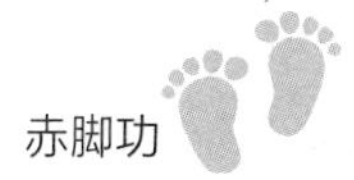

知识跟毅力相互进步，一个人才能从生命中体验到大安详、大快乐、大欢喜、大自信、大威力。

所以这本《赤脚功》，还是秉承学堂的初心，利益大众。中医普及学堂自开堂十年来，都坚持三点，一不打广告，二不开通打赏，三不攀外缘，默默地做公益，学习古德。

所以希望《赤脚功》这本书能广结善缘，给大众带去欢喜，因此在这里向大众宣布我这本书开放版权，欢迎翻印、助印、另印，总之，世界各地，只要有心推广赤脚功者，发心可以自行印送亲戚朋友，或与人结缘，或随喜奉送，不需征得中医普及学堂作者的同意。

因为前面有很多有心的中医行者，他们常会问："堂口的文章能转发吗？"好的东西是要大家共享的，怎么不能呢？所以这里希望有更多人能发心将《赤脚功》翻译成各国文字，传向世界，为医灯续焰，为岐黄争光。

更多好的缘分，感激不尽。在这里祈愿大家，皆大欢喜，信受奉行，福慧日增，财丁两旺。

宝珠岂会深埋土，《赤脚功》必定会令更多人见到异彩，受益！

赤脚练习图例分享

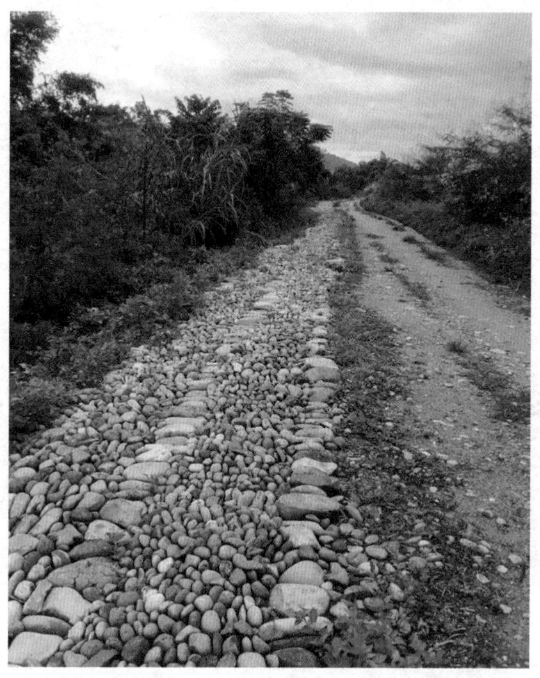

村间小石路

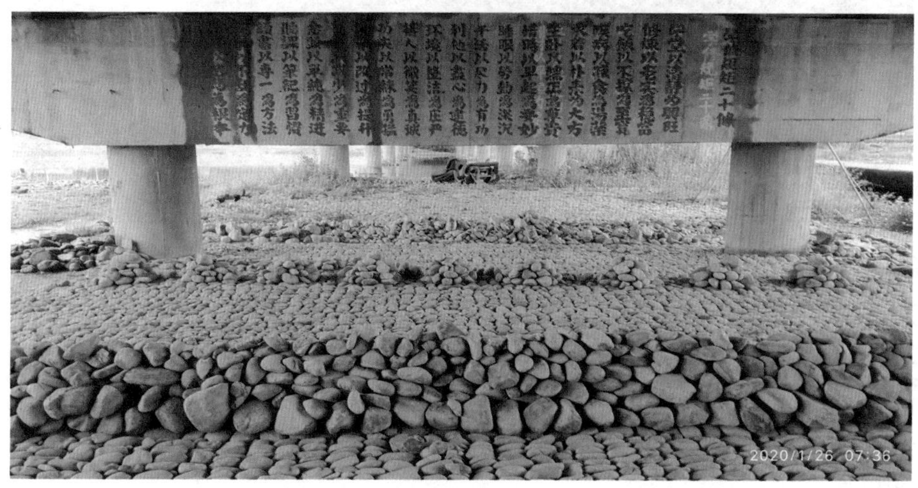

桥下石路

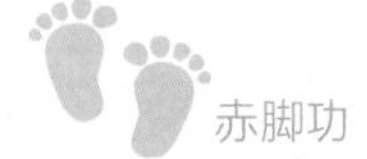

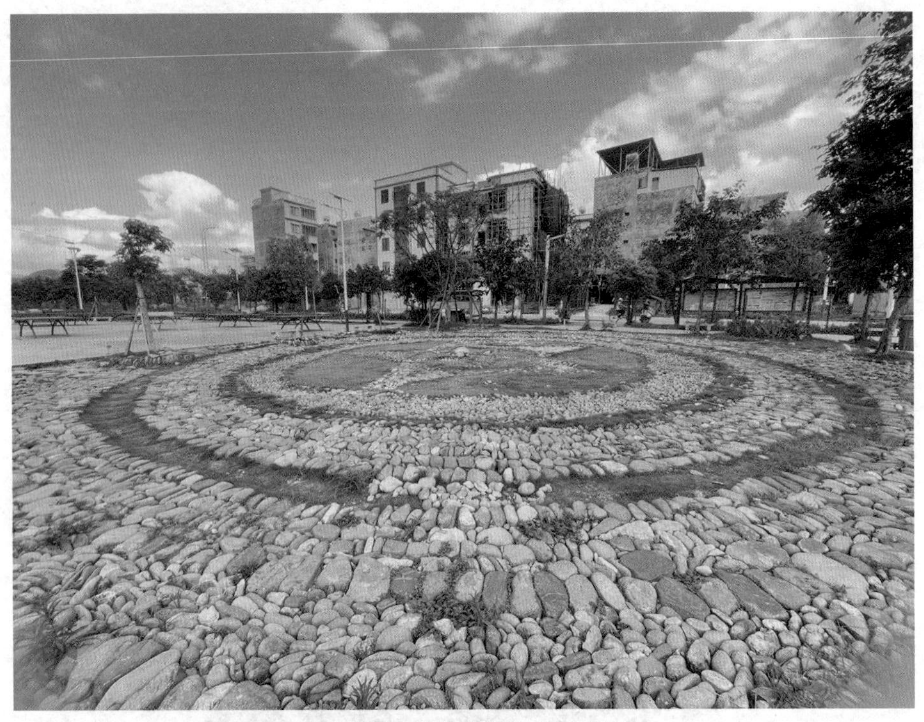

龙江公园改造后的同心石台

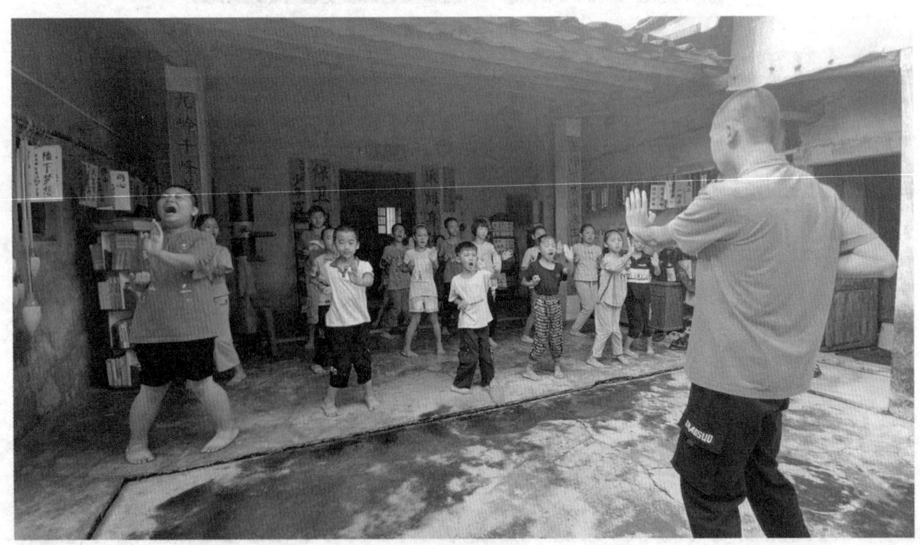

赤脚练武

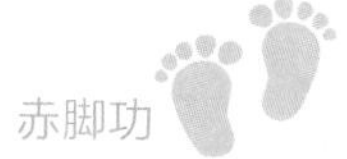

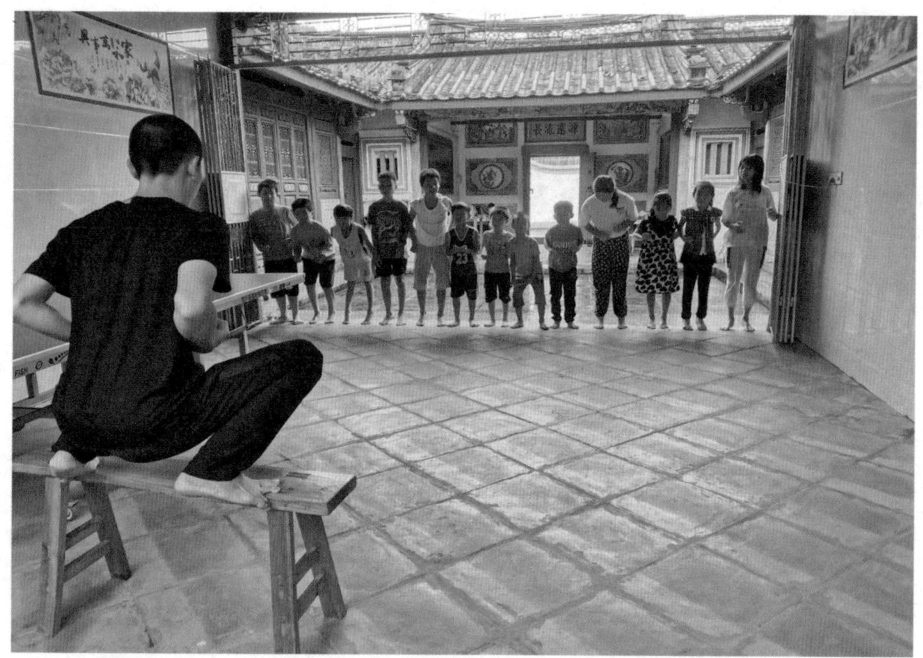

赤脚姆指桩

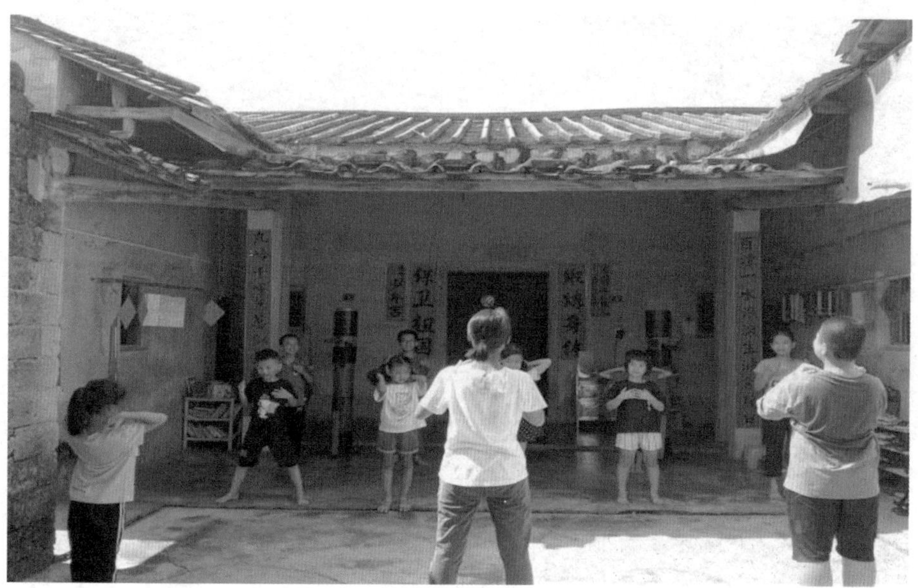

辰课

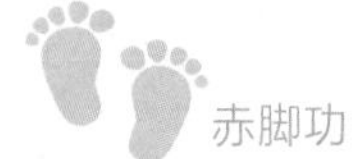

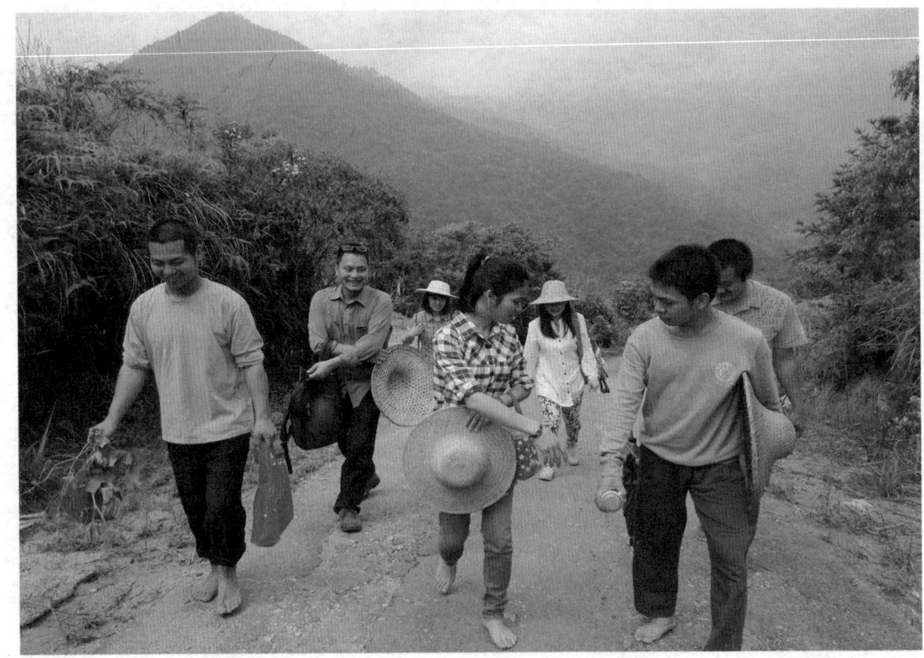
赤脚走山路

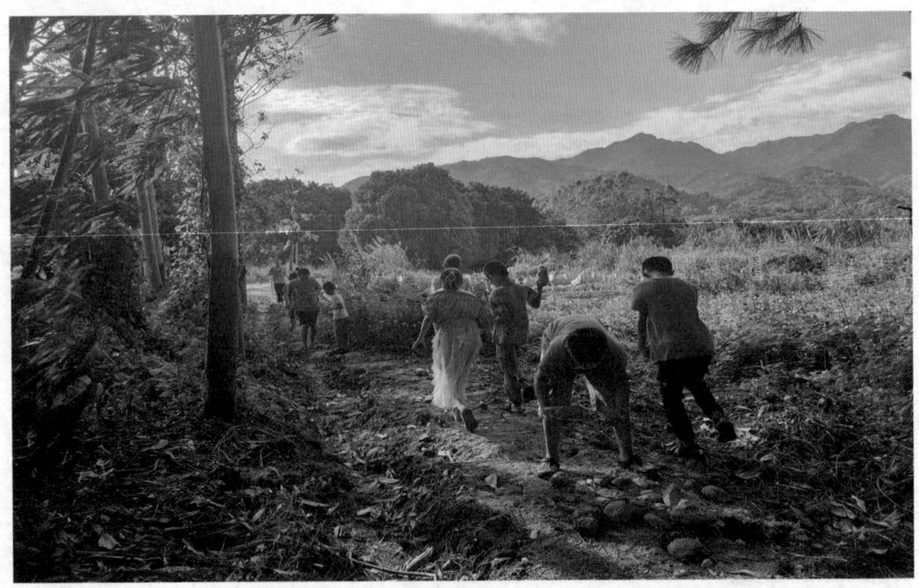
野外赤脚